Health

ヘルスメンテナンス

病気のリスクを減らす10の習慣

Maintenance

泉 史隆
医師・糖尿病専門医・総合内科専門医

ダイヤモンド社

はじめに

「無病息災」という言葉があります。

意味するところは「病気にならず、元気で生き生きと健康的でいること」。それはすべての人にとっての「人生における最大の願い」とも言えるでしょう。


みなさんは人生において、何に喜びや楽しさ、生きがいを感じていますか。

「大切な家族と過ごす時間」

「気が置けない友人との語らい」

「やりがいのある仕事」

「熱中できる趣味」

人それぞれ、いろいろあると思います。

そのすべてに共通して言えるのは、**「病気がなく」「健康である」という土台があってこそ、みなさん一人ひとりの人生はより豊かで充実したものになる**ということです。

だからこそ、人はみな誰もが「病気になりたくない」と思い、自分自身や自分の大切な人たちの無病息災を願うのです。

ところが私たちは、「健康であってこそ」といういちばん大事なことをついつい忘れてしまいがちです。体調がいいときは多少の無理も利くし、少々生活が乱れても何ともないかもしれません。そして、その状態がずっと続くと思って疑わないこともあるでしょう。

結果、「何かしら症状が出てから」あわてて普段の生活を見直す、「体調を崩して初めて」健康のありがたみや予防の大切さを知る、といった〝後手後手〟の状況に陥ってしまうことも少なくありません。

でも本来ならば、**「今、病気ではない」「今、体調がいい」というときにこそ、病気のリスクについての意識を高めておくべき**なのです。

「平気、平気。だってどこも悪くないもの」

「これまでも大きな病気をしたことがないし、今だって風邪ひとつひかないんだから」
元気なことはとても素晴らしいことですが、それはあくまで「今は」「これまでは」の話。**みなさんに考えていただきたいのは、ご自身の「これから」のこと**なのです。

これから先の人生を「健康的で充実したもの」にするには、今この時点から病気のリスクをできるだけ減らしていくことがとても大事になります。

何気ない日々の行動を今一度振り返り、変えるべきは変え、正すべきは正し、続けるべきは続ける――。体調に不安がある人は当然ですが、むしろ健康状態に自信がある人こそ「病気になる前に健康の価値とありがたさを意識する」意味があると私は考えています。

クルマや家電を長持ちさせる秘訣は、日頃のメンテナンス（良好な状態を保つこと）にあります。**壊れてから修理するよりも、「壊さないように大事に使うこと」「壊れないようにきちんと手入れをすること」が大事**ということです。

私たちの体も同じです。もちろん、病気になってしまったら医師の診察や加療を受ける必要があります。

でも、そうなる前にまず、「病気になりにくい生活をして、今感じている体調のよさを維持する」「日々の行動によって自分自身をメンテナンスし、できるだけ病気になるリスクを減らす」ことが、私たちの生活にとても大きな価値をもたらすのです。

ここで私自身の経歴と私が本書の内容をまとめるに至った経緯などについて、少し書かせていただきます。

私が医師を志した時の思いは、何かの病気に対する特別な興味ではなく、ただただ「誰かの役に立つ、誰かの助けになる存在でありたい」というもので、その思いは今も変わらず持ち続けています。

医学部卒業後の臨床研修では最初の2年間、初期研修医として地元・宮城県の石巻赤十字病院に勤務し、その後、神奈川県の川崎市立川崎病院で救急科の後期研修医として研鑽を積みました。栃木県にある済生会宇都宮病院に移って救急科専門医の資格を取得した後、糖尿病・内分泌内科での研鑽を開始し、後に糖尿病専門医となりました。

その後２０２０年に勤務医の仕事から離れ、現在は医師としての経験を基に『Ｉｎｅｆａｂｌｅ（イネファブレ）』を立ち上げ、ヘルスコーチングを中心とした健康教授の事業を行っています。

私が行うヘルスコーチングとは「病気の発症リスクを減らす取り組みとして、日常生活における行動の変容や適正化の支援、サポートを提供する」こと。これまでの医師としての臨床経験を通して生まれた、

健康で充実した人生のカギは、「病気のリスクを減らすこと」にある

という〝強い思い〟をコーチングとして提供することで、少しでも役に立てれば、世の中に貢献できれば、と考えています。

▼救命救急センターで痛感した「病気にならないこと」の大切さ

私が「病気のリスクを減らすこと」の重要性を痛感したのは、救命救急医として働いていた時です。

救命救急センターに運ばれてくる患者さんのなかには重篤な状態の方も多く、何とか状態が安定して助かる方もいれば、処置も実らず命を落としてしまう方もいます。すでに手遅れで、医師として何もできないことさえあります。また、命は助かったけれど深刻な後遺症が残ってしまう方もたくさん目にしてきました。そこはまさに「命の瀬戸際」です。よく、救命救急は「医療の最前線」などと言われることがあります。しかし場合によっては「人生の最後尾」になってしまう可能性もあることを、私は実感しました。

そうした救命救急の現場で患者さんと向き合う毎日のなか、私の心に芽生えてきたのが「救急の場で患者さんに尽くすことも意味があるけれど、そもそも急を要する状態になるのを避けることはより大きな価値をもつ」という思いでした。

突発的な事故を防ぐのはむずかしいけれど、「病気にならない」ためにもっとできることがあるのではないか——。

そう思ったときから、私のなかで「病気のリスクを減らす」という予防医療への関心が一気に膨らんでいったのです。

それを機に、私は目指すべき道を救命救急から糖尿病学へとシフトしました。多くの病気に影響を与えているダイアベティス(糖尿病)の診療に取り組むことで、病気のリスクを減らすことに貢献できるのではないかと考えたからです。〈※日本糖尿病協会・日本糖尿病学会が、「糖尿病」の誤解や偏見をなくし「糖尿病」の新しいイメージを形づくる取り組みの1つとして、呼称を「糖尿病」から世界共通語のＤｉａｂｅｔｅｓ(ダイアベティス)にすることを提案しています。ただし、まだ普及しているものではないことから、本書ではダイアベティス(糖尿病)と並記します〉

しかしダイアベティス(糖尿病)の診療を行い、患者さんと会話を重ねる中で、新たな課題が見えてくることになります。

ダイアベティス(糖尿病)の加療を行うと、中にはインスリン注射を打つ必要がなくなったり、あるいは飲み薬を減らせるようになったりする患者さんもいます。これはひとえに患者さん自身の行動の賜物《たまもの》ですが、おそらくご本人からすると、もっともっとよくなりたいという思いがあるのでしょう、「糖尿病って治らないのかな」「糖尿病はどうすれば治るのかな」という声と強い思いが湧き上がってきているのを感じていました。

本書の第1章にある「ダイアベティス(糖尿病)のきっかけは10年以上前から始まっている」で述べていますが、病気の〝成り立ち〟を考えると、ダイアベティス(糖尿病)と診断されてからではダイアベティス（糖尿病）自体のリスクを減らすことはできず、何年も前からリスクを減らす〝準備〟をする必要があります〈第1章で述べていますが、ダイアベティス（糖尿病）に限らず多くの病気が〝長い時間〟を経て発症します〉。また、患者さんと会話をする中で、病気のリスクを減らす〝準備〟をするための情報や知識を手にする機会が十分にあるわけではない、ということも実感しました。

それならば**〝病気になるずっと前〟から「病気のリスクを減らす」ことができる機会をつくろう――**。私が医療現場を離れて、『Ｉｎｅｆａｂｌｅ』を立ち上げたのは、そうした経緯によるものです。

そして、私が考える「病気のリスクを減らすことの重要性」と「そのためのノウハウ」のエッセンスを、広く知っていただくためにまとめたのが本書になります。

本編では、病気のリスクを減らすために知っておいていただきたい「体のこと」「病気のこと」「行動や習慣のこと」などを、科学的な根拠を基にしてわかりやすく解説していきます。とくに普段の行動変容のアプローチについては、かなりのボリュームを割き、具体的な取り組み方も盛り込んでいます。

▼病気のリスクを減らすために不可欠な「科学的根拠」

ところで、**健康や医療を語る上で科学的な根拠がなぜ必要なのでしょうか。それは「答えがあらかじめ用意されているものではないから」である**と私は考えています。例えば1＋1＝2、2＋2＝4のように公式の下に成り立つ算数・数学や、正解が決まっているテストなどのように、比較的クリアに話をすることができたらどんなにか明快なことでしょう。しかし、私たちの心や体、健康・病気・医療に関することは、人間が何らかの規則・ルールに基づいてつくったものではありません。**「そもそもわからない」という〝未知〟の段階から、疑問や課題を見つけて研究を重ねることで少しずつ明らかになる、**そのようなものです。

さらには、私たち人間には年齢や性別など多くのファクターからなる個人差があるので、結論がすぐに出ないばかりか、すべての人に最適なピンポイントの答えを用意することは至難の業です。

しかし同時に、私たちは同じ人間ですから、ある程度の範囲や目安、傾向を見出すことはできます。これは、健康診断の基準値（基準範囲）が、大多数の人が含まれる範囲であることからも明らかです。

本書において、病気を減らすではなく、「病気のリスクを減らす（病気になる確率を低くする）」という言葉をキーワードにしているのは、そのような〝不確実性〟が存在しているからです。したがって、はっきりとお話しするのが難しい部分もありますが、現時点での多くの科学的根拠を参考にしながら、また、そこにある背景や根拠もなるべくわかりやすくなるようにまとめていますので、健康・病気を語る上での不確実性も頭の片隅に置きつつ、読み進めていただければ幸いです。

科学的根拠にはレベル（質の高低）がありますが、病気のリスクを減らす効果を高めるためには、なるべく質の高い根拠に基づくことがカギになります。その理由は、質の高い研究がもたらす結果は真実により近しい情報である、と言えるからです。

質の高さを決めるポイントは何かというと、研究がどのような方法で行われたのか、そして1つの研究だけではなく複数の研究で同様の結果が認められているかどうかです。例えば、厚生労働省の『健康日本21（第三次）』や『健康づくりのための身体活動・運動ガイド2023』の参考文献をみると、単一の研究結果ではなく、複数の研究結果が用いられていることがわかります。このことからも、複数の研究結果を総合的に判断することの重要性がみてとれます。

本書もそのような**複数の研究をもとにした日本（厚生労働省や各種学会など）と世界（WHO〈世界保健機関〉など）のガイドライン・指針、システマティックレビューやメタアナリシス（複数の研究結果やデータをまとめたもの）を主体としてまとめており、多くの方にとって効果が期待できる内容**になっていると考えます。豊富な情報を基にしているため、本編ですべての情報源を示すことはできておりませんが、詳細は、247ページに示すQRコードから確認できるようにしています。

最後に、本書は「病気のリスクを減らす」内容をまとめているため、例えば、現在、通院加療中で病院やクリニックから個別のアドバイスを受けている方はその内容を優先していただくこと、また、妊娠中の方や筋肉量の多いアスリートなど特別な状況の方にはあてはまらない内容があることを、先に述べさせていただきます。

病気への不安を少しでも減らし、充実した人生を過ごすために、本書を活用していただけたら嬉しいです。

泉　史隆

CONTENTS

第1章 病気のリスクから目を背けさせる5つのバイアス

第2章

「病気のリスク」と「行動」の切り離せない関係

CONTENTS

第3章

病気のリスクを減らす10の習慣

第4章 10の習慣を続ける6つのコツ

CONTENTS

第 1 章

病気のリスクから目を背けさせる5つのバイアス

5 Biases that keep you turn away
from disease risk

「今は大丈夫」でも、もしかして――

みなさんにお聞きします。

今、体の調子はいかがですか？

「ばっちり元気、体調も問題ない」「病気もないし、通院もしていないから大丈夫」「健康診断も人間ドックも結果は異常なし」――自信を持ってこう答えてくださったみなさん、とても素晴らしいです。何よりのことだと思います。

少し前のデータですが、2014年に実施された厚生労働省の『健康意識に関する調査』(20〜80代の男女5000人)でも、ふだんの健康状態について、全体の73・7％の方が「非常に健康だと思う」もしくは「健康な方だと思う」と答えています。

統計的にも、日本人は「自分は健康」「とくに体調に問題はない」と感じている人が多いことがわかります。この結果についても歓迎すべきことであるのは間違いありません。

ただ、1つ心に留めておいていただきたいことがあります。それは**「今、好調」が「これから先もずっと好調」と同じではない**ということです。

なぜなら、今現在は体調がよくて健康だと感じている人でも、知らず知らずのうちに病気のリスク（病気になる確率）が高まっている可能性があるからです。

「今、病気ではない」「今、体調は良好」というのは、実はもしかしたら、

・今はまだ大丈夫だけれど、将来的な病気のリスクは高まってきている
・今はまだ症状が現れていないけれど、病気の〝芽〟は生まれている

といった状態なのかもしれないからです。

▼リスクに目を向け早期に手を打つ

人は調子がいいときにはあまりネガティブなことを考えないもの。毎日ぐっすり眠れ、食事もお酒もおいしくいただき、週末には仲間とスポーツを楽しむ。そんな人が「自分は

病気かもしれない」「将来病気になったらどうしよう」と考えることは多くないでしょう。会社経営でも、業績が右肩上がりで絶好調のときには思い切りがよくなって、日常業務に潜むリスクを見過ごしてしまうケースが少なくありません。

経営者がリスクの存在に気づくのは、多くの場合「業績が傾いてきてから」です。でも、そのときには腰を据えて対策を考える余裕などありません。だから、業績が好調なうちにリスクに目を向けて手を打っておく必要があるのです。

それは私たちの健康にも言えること。

例えば日々の生活が深く関わる高血圧などの病気については、すでに広く一般に認識され、普段の行動を見直し、改善する「予防」意識が重要視されています。

5年後も10年後も「今の調子のよさ」をキープするためには、体調に異変を感じてから、何かしら症状が出てから重い腰を上げるのではなく、**「体調がいい」と自覚できているときから、病気のリスクを意識しておくべきなのです。**

病気のリスクから目を背けさせる「5つのバイアス」

「病気のリスクを意識しておくべき」と言われても、いざ実践しようとなるとなかなか容易ではありません。「今、体調がいい」と感じているがゆえに、「自分は大丈夫」と安心して、日常生活における病気のリスクから目をそらし、むしろリスクを高めるような行動を選択しやすくなりがちです。

人は誰だって病気になりたくはないはずです。なのに、なぜ「病気のリスク」という人生における重大な問題から目を背けがちになるのでしょうか。病気になる前にリスクを回避すべき——。それが至極真っ当な正論だとわかっていても、つい病気のリスクから目をそらしてしまうのはなぜなのでしょうか。

▼「だから自分は大丈夫」に気を付ける

私がその理由の1つと考えているのは、「バイアス」の存在です。バイアスとは、「偏り」のことであり、物事を判断する際に、事実とは異なるように（時には自分に都合のよいように）認識してしまう「思い込み」や「先入観」「偏見」のこと。つまり、「だから自分は大丈夫」「だからそんなにリスクを気にしなくていい」と思わせる何らかのバイアスが、病気のリスクへの意識を鈍らせているということです。

バイアスにはさまざまな種類がありますが、とくに影響の大きいものとしては、

❶「年齢」バイアス
❷「タイムラグ」バイアス
❸「快楽」バイアス
❹「同調・比較」バイアス
❺「異常なし」バイアス

の5つがあると考えています。

次からは、これら5つのバイアスがどのような心理的影響を与えて、病気のリスクへの意識を遠ざけ、目を背けさせるのか、そのメカニズムなどを解説します。

「ああ、わかる」「確かにそうかも」と腑に落ちる方も多いかと思います。みなさんのなかにそうした**気づきが生まれることが、リスクと向き合い、リスクを減らし、病気を遠ざけるための大切な第一歩**になるはずです。

バイアス❶

「年だから仕方ない」と思い込む

──「年齢」バイアス

病気のリスクを見えにくくする1つ目のフィルターは「年齢」です。

「もういい年だから、膝や腰が痛くなってもおかしくない」
「最近よく眠れないのも、眠りが浅いのも、たぶん年のせいだろう」
「肌のシミやシワが増えてきたのは、年を取ったという証拠」

というように、「ちょっと変だな」と感じ始めた体の不調を「年のせい」だと考えて、年齢以外のファクター（因子）に意識が向かなくなってしまうケースです。

確かに私たちの**体は、加齢、すなわち「時間の経過」の影響を受けているのは事実です。体の機能は一般的に20代でピークに達し、その後は年齢とともに低下していく**と考えられています（臓器によって差はあります）。

ですから年齢（加齢）も、病気のリスクを高める要素の1つであることには違いありません。しかし逆に考えれば、病気のリスクを高めるファクターは「年齢だけではない」とも言えるのです。

▼年齢以外の病気のリスク

実際、年齢以外にも「遺伝」や「環境」「行動」など病気のリスクに影響を与える別のファクターはいくつも存在しています。例えば先に提示した例でも、

・「膝や腰が痛くなってきたのは、年のせい」

↓膝に痛みを生じる代表的な病気に、主に関節軟骨が変性して起こる「変形性膝関節症」があります（日本には症状のある患者さんがおよそ1800万人いると推定されてい

ます）。この病気には、加齢も関わっていますが、他に遺伝や体重（本人の体重が適正を上回っている）というファクターが関与しているケースもあるのです。

・「眠りが短くなったのも、眠りが浅くなったのも、年のせい」
↓確かに、加齢によって生理的に睡眠の量や質が変化するという側面もあります。しかしそれ以外にも、「就寝前のテレビ視聴やスマホの使用」といった睡眠の妨げとなるファクターが関わっている可能性も考えられます。

・「肌のシミやシワが増えてきたのも、年のせい」
↓加齢も一因になりますが、最も影響が大きいのは紫外線を含む日光によるものだと言われています。

実際に病院の外来診療などで患者さんと接していても、「年だから」という声を耳にすることがあります。

もちろん、その体の不調の理由は、年齢のせいもあるかもしれないけれど、もしかしたらそうではないかもしれません。年齢に関係なく、不調を引き起こすリスクの高い行動をしてしまっていることも十分に考えられます。

なのに、**すべてを「年（加齢）のせい」だけで片づけてしまうと、その裏にある「別の理由」に目が届かなくなる**のです。

本当に体に影響を及ぼしている（病気のリスクを高めている）ものに気づくためには、「年だから」という**思い込み（バイアス）を捨てて、それ以外のファクターに目を向ける**意識が重要だと言えるでしょう。

バイアス②

リスクを高める行動の影響は、遅れてやってくる

――「タイムラグ」バイアス

「食べてすぐに感じるケーキの美味しさ」然り、「見たその場でお腹をかかえて笑ってしまうバラエティ番組」然り――。私たちは、一般的に「すぐに実感できるもの」に意識や関心を向けやすい傾向があります。

そしてこうした心理傾向は、ときに「病気のリスクを見えにくくする（＝病気のリスク

を高める行動を改善できない）」フィルターにもなり得ます。

どういうことかというと、**体調への影響がすぐにわかる行動には目が向くけれど、すぐに影響が現れにくい行動は楽観視されやすく、「スルー」されがち**だということです。

たばことお酒を例に挙げてみましょう。

「たばこを吸っているけれど、今、体調はどこも悪くない。たばこがリスクになる理由がわからない。だからやめようとも思わない」

という人はまだまだいるかと思います。

もし「たばこを吸うとすぐ咳が止まらなくなり、肺が苦しくなる」「たばこを吸うと、数時間後には心臓が痛くなって病院に運ばれる」となったらどうでしょう。多くの人がたばこをやめようと考えると思います。

同様に「お酒を飲むと、すぐに肝臓の数値が上がる」としたら、多くの人が飲酒を控えるでしょう。

なぜなら「すぐに体への影響が現れる」ことで、喫煙や大量の飲酒が有している病気のリスクを実感するからです。

ところが**実際には、たばこを吸う、お酒を飲むという行動のネガティブな影響は、すぐには症状として現れません。**体の不調を自覚するという形で明らかになるまでには、年単位という長い時間を要することになります。リスクを高める行動の影響が現れるまでには相当なタイムラグがあるということです。

そのため「今は何ともないから、吸ったって大丈夫」「飲んだって平気」と思いやすく、知らないうちに病気のリスクが高まってしまうのです。

▼ダイアベティス（糖尿病）のきっかけは10年以上前から始まっている

さらに具体的な病気を例に挙げてみましょう。

例えば、「かぜ症候群」「インフルエンザ」「コロナウイルス感染症」の場合、ウイルスに曝露してから1～3日（かぜ症候群、インフルエンザ）、あるいは2～7日（コロナウイルス感染症）と、比較的すぐに症状が現れます。

一方、「心疾患」「脳卒中」「がん」「ダイアベティス（糖尿病）」などの多くは、**リスクの高い行動の影響が明らかになるまで長い年月がかかる、自覚しにくい病気**と言えます。

例えばダイアベティィス（糖尿病）の場合、発症のカギとなるのは膵臓です。膵臓にあるβ細胞という細胞から分泌されるホルモン「インスリン」の働きによって、私たちの体内の血糖値は適度な範囲に保たれています。

ところが膵臓（膵β細胞）の機能が低下してインスリンの分泌不足や作用低下が起きると血糖値を上手く制御できず、慢性的に血糖値が高い状態になってしまいます。これがダイアベティィス（糖尿病）の大多数の成因である2型のダイアベティィス（2型糖尿病）です。

さて、ここでみなさんに質問です。

「先週、健康診断で『血糖値が高い』と言われ、再検査したら糖尿病と診断された人」の、膵β細胞の機能が低下し始めた、つまり体に変化が起き始めたのはいつ頃からだと思いますか。

――答えは、「10年以上前から」です。

個人差はあるものの、**一般的にダイアベティィス（糖尿病）と診断される10年以上前から、**

膵β細胞の機能は徐々に下がり始めているのです。その間、膵β細胞は血糖値を抑えようと、まさにアクセル全開でインスリンを分泌しています。そのため、この段階では自覚症状もなければ、健康診断でも異常が出ません。

しかし常にフル稼働し続けている膵β細胞の機能はだんだん低下し、インスリンの働きも弱まっていきます。やがて機能が50％程度にまで低下し、血糖値が抑えきれなくなって初めて健診で引っ掛かり、ダイアベティス（糖尿病）の診断が下されるわけです。

ですからダイアベティス（糖尿病）の場合、リスクを高める行動を始めてからネガティブな影響が現れるまで実に10年以上ものタイムラグがあるのです。

ダイアベティス（糖尿病）とは、ごく一部の例を除いて、ある日突然、膵β細胞の機能が下がり、血糖値がグンと上昇して発症する病気ではありません。**診断されたときが発症と思いがちですが、実際には10年以上遡った頃にはすでに体の異変が始まっているのです。**

ダイアベティス（糖尿病）のリスクを抑えるためには、まず診断される前の10年以上という長いタイムラグの存在を知ること。そのうえで、今の体調を楽観視せず、長いスパンで普段の生活や行動を整えることが重要になると私は考えています。

また、心筋梗塞や脳梗塞などの病気には、血管の壁の内側にＬＤＬコレステロール（いわゆる悪玉コレステロール）や血のかたまり（血栓）がたまる「動脈硬化」が深く寄与しています。

そしてこの動脈硬化にも、リスク段階と診断時（症状出現時）との間には少なからぬタイムラグが存在します。**動脈硬化はいきなり現れるわけではなく、普段のリスクを高める行動によって、症状が出る前から徐々に始まっている**ということです。実際に、日本循環器学会は、**動脈硬化は子どもの頃から始まる**こと、また、**動脈硬化の予防は子どもの頃から始める必要がある**ことを述べています（『２０２３年改訂版　冠動脈疾患の一次予防に関する診療ガイドライン』）。

このように**当人の主観（実感）としての体調と、病気のリスクの高まりは必ずしも一致しません。**今は明確な不調や異変を感じていなくても、何らかの要因によって知らず知らずのうちに、時間をかけて少しずつリスクが高まっている可能性があるのです。

ですから「今は体調がよくて健康体だ」と感じているときにこそ、普段の生活や行動を見直し、「まだ見えない病気のリスクの芽」を摘み始めることが重要になります。

病気のリスクが高まっていても、その影響が「今すぐ」ではなく、時間を経てから現れることがあるということを、今一度、認識しましょう。

バイアス③
その瞬間の心地よさに〝誘惑〟される
――「快楽」バイアス

「たばこの害も知っている。でもたばこを吸うとイライラが消えてホッとするし、心地いい。頭も冴える。禁煙したらそのイライラが解消できずに、逆に体を壊しちゃうよ――」

喫煙を止められない人のなかには、こんな風に考えている方もいるかと思います。

お酒も同じで、

「飲み過ぎがよくないのはわかっているんだけど、おいしいし楽しくなるから、ついつい『今夜も』ってなっちゃう。毎日、夕方になると飲みたくなってくるんだよね」

習慣的にお酒を飲んでいる方で、このように思っている方もいるでしょう。

ただ、知っておいていただきたいのは、**病気のリスクを高める行動には「その瞬間、その一時、強い心地よさを感じる」ものがある**ということ。昔から「良薬は口に苦し」と言いますが、その逆で「病気のリスクは、ときに口に甘し」ということもあるのです。

喫煙（ニコチン）や飲酒（アルコール）のほか、「脂肪分や糖質の多い食事（高カロリー食）」も、その瞬間にもたらされる快楽や快感を伴いながらも、将来的に病気のリスクを高めていくファクターに挙げられます。

・よくないとわかっていても、我慢できずに食べてしまう深夜のラーメン
・食べ始めると止まらなくなるポテトチップスなどのスナック菓子
・メタボを気にしながらも、つい注文してしまう、脂身たっぷりのステーキや揚げ物
・もう十分満腹なのに、甘いものを見るとつい食べてしまう「別腹」

これらも「**食がもたらす快楽の誘惑**」**によって病気のリスクが見えにくくなるという、よくある行動パターン**と言えるでしょう。

その「甘さ＝心地よさ」ゆえに、つい、そこにある病気のリスクを見失ってしまう。心地よさの〝誘惑〟に負けて、リスクを知っていても行動を改善できない。人には誰しも「わかっているけど、止められない」という経験があると思います。

しかし、そうした**心地よさの向こう側には、後々の体の不調に結びついていくリスクが潜んでいる可能性もある**ことを、みなさんには改めて認識していただきたいのです。

▼誘惑に流される原因は「脳の報酬系」にあり

心地よさの誘惑に負けてしまい、わかっていても止められない——。人間の〝業〟とも言える行動心理には、実は脳の「報酬系」というシステムが関係しています。

私たちの脳内では、快楽を感じる刺激を受けるとドーパミンというホルモンが分泌され、その働きによって快感や高揚感が高まるようにできています。こうした作用は「脳内報酬系」と言われており、ドーパミンは別名、「快楽物質」などとも呼ばれています。

そして、**強い快楽をもたらす刺激によってドーパミンが大量に分泌され、脳内報酬系が活性化すると、高揚感を感じた脳の反応によって「もっと刺激が欲しい」という心理状態**

になるのです。

脳内報酬系に与える影響の程度は刺激の種類によって異なります。なかでも麻薬や覚せい剤、たばこ、お酒はその影響が大きいため、結果的に「もっともっと」が止められなくなる状態＝依存になりやすいと言われているのです。

人間、誰しも多かれ少なかれ、目の前の快楽や自己利益を優先しようという行動心理はあるものです。ですから「心地いいから、おいしいから、ついつい――」という気持ちも十分に理解できます。

たばこは「百害あって一利なし」と言われますが、私は「一利くらいはある」と思っています。喫煙が注意力を高める研究結果があることも事実ですから、そのことは否定しません。

ただ、問題は「百害」のほうにあります。「一利はあるけれど、百害よりもはるかに多くの害がある」というのが私自身の考えなのです。

お酒は「百薬の長」とは言えないけれど、「飲みニケーション」という言葉があるように、少量ならばコミュニケーションの促進やストレス解消にもなるでしょう（あくまでも少量ならばの話です）。でも度を過ぎると、病気のリスクに大きくつながることは周知のとおりです。

たばこもお酒も、最終的には個人の自由であることは重々承知しています。ただ、その**一時の快楽を得ることだけに心を奪われず、自分の心身への将来的な影響を考えながら行動することもみなさんにとって大切**だということを、ぜひとも心得ておいていただきたいと思います。

また、脳内報酬系を活性化する刺激には、身体活動や人との交流、没頭できる趣味といった、リスクを抑えて好影響を与えるような行動も含まれています。

同じように**脳内報酬系を活性化するのなら、リスクを高めないポジティブな行動がもたらす心地よさを求める――**。こうした選択も、自分の人生を健やかに楽しむためのヒントになるのではないでしょうか。

バイアス④ 人と比べ、引き合いに出すことで安心する
――「同調・比較」バイアス

「たばこを吸っていても長生きしている人はたくさんいるでしょ。だから、たばこが体に悪いなんて一概には言えないんじゃないの？」

「うちのじいちゃん、大酒飲みだったけど病気もせずに90歳まで長生きしたよ。そういう人もいるんだから、自分だって大丈夫さ」

と話す愛煙家やお酒好きな方がいます。

「うちは〝がん家系〟じゃないから大丈夫」

「親戚みんな長生きだから、自分もきっと長生きすると思う」

と考えている人もいるかもしれません。でも、本当にそう言えるのでしょうか——。

ＳＤＧｓ、ダイバーシティ、ジェンダーレスなど、近年は多様性という言葉を耳にする機会が増えてきました。性別、年齢、国籍、宗教、パーソナリティ——多様性に含まれる属性はさまざまです。

そして「病気」もまた、多様性が当てはまる属性の1つと言えるでしょう。

なぜなら前述したように、病気に影響を与えるファクターは1つだけとは限らないからです。そこには年齢（時間）、遺伝、環境、行動といった複数の因子が関わっています。

そのため、たとえ同じ病気と診断されてもそこに至るプロセスは十人十色で、関わっている因子も、発症のトリガーとなったリスクの種類も、一人ひとりみんな違います。

自分と「他の誰か」とが、年齢も遺伝も、環境も行動（期間や程度も含めて）もすべてがまったく同一であることなど、通常ではあり得ません。ですから、「同世代のあの人が」とか「ウチの家系は」などと、**ある一点の因子で人と比べても、自分の病気のリスクを正しく評価することはできない**のです。

つまり病気のリスクは「誰か」と比べたり、「誰か」を引き合いに出すものではないということ。そのような視点は、遠ざけるべきリスクを見えにくくしてしまうフィルターにもなりかねません。

病気については「あの人が大丈夫だから、私も大丈夫」は通用しません。私たちがするべきは、誰かがどうだという安心材料を探すのではなく、「自分のために、自分ができる方法で、病気のリスクを下げる」ために行動することです。

「病気のリスクも、影響を与える因子も、一人ひとり違う」という事実を踏まえたうえで、自分の生活と病気のリスクをマネジメントすることが大切なのです。

バイアス⑤

「A判定」の診断結果に気が緩む

――「異常なし」バイアス

「健康診断の結果が出て、すべて『異常なし』だった。ああ、よかった。これでまた今夜から、安心して飲みに行ける――」

健診や人間ドックの結果を知らされるときは、少なからずドキドキすると思います。

そこで「異常なし」と言われれば、誰でもホッとするでしょう。「大丈夫、病気じゃない」と胸をなでおろすでしょう。もちろん、異常がないに越したことはありません。だから、ひとまずは安心――。その気持ちはよくわかります。

ただ、みなさんにお伝えしたいのは、「異常なし。ああ安心」で終わらせないことが大事だということです。**「異常がないのだから、今までどおりの生活で大丈夫」というわけではない、**ということです。

なぜなら**年1回の健康診断や人間ドックは、あくまでも「受診した時点」での「明らかな異常」を判定するもの**だからです。何度も述べていますが、私たちの体は常に加齢や遺伝、環境、普段の行動といった要因の影響を受けています。そのため昨日と今日、今日と明日といった短いスパンであっても、体の状態は刻々と変化しているのです。

また30ページでも申し上げたように、リスクを高める行動の影響が「発症」という形で出現するまでに年単位の期間を要する病気も数多く存在しています。**受診した時点では検査上異常なしでも、実は、見えないところで徐々に病気のリスクが高まっている**可能性は否定できません。

つまり、今回の「異常なし」という結果は、「次の健診まで異常なし」「将来もずっと病気にかからない」ということや、「病気のリスクがない」ということを保証するものでは決してないということなのです。

このように「『異常なし』という判定に安心しきる」ことも、高まりつつあるかもしれない病気のリスクを見過ごすバイアスになり得るのです。

▼「危険信号の早期察知」——健康診断を受けるメリット

もちろん、健康診断や各種の検診、人間ドックには病気の存在を把握したり、加療中の病気にかかわる数値の経過をみる、という非常に大きな意義があります。常に変化している体の状態を定期的な数値チェックで〝モニタリング〟することで、自覚症状には現れない病気の「危険信号」を早期に察知できる可能性が高くなるのです。

2021年に医学雑誌『JAMA』に**掲載されたレビュー研究などでも、健診や人間ドックは初期に症状がでにくい高血圧やがんのスクリーニングなどに有効だと報告されています。**

また、結果が数値で示される健診・検診・人間ドックは、感覚だけでは把握しにくい体の状態を〝可視化〟できます。そのため、受診は「健康や病気への意識の向上」になるという側面もあります。

みなさんのなかにも、「仕事が忙しい」「めんどうだから」「必要性を感じない」「病気が見つかるのが怖い」といった理由で健診や人間ドックを受診していない人もいるかもしれません。

しかしこうしたシステムには病気の発見はもちろん、年1回、自分の体の状態を確認し、普段の生活のあり方を振り返る機会を得られるというメリットがあります。「自分の体の状態を知らないことも大きな病気のリスク」と考えていただき、定期的な受診をお勧めします。

▼「見つけるけれど、防げない」――健康診断の弱点

ただし、ここで認識していただきたいのは、**健診・検診・人間ドックは「病気の発見の手段」としては有効ですが、病気の発症を予防するわけではない**ということです。

17の研究を対象に、健診のメリット・デメリットを総合的に検証した「コクランデータベース・システマティックレビュー」でも、健診は、生命予後（余命）の改善効果、狭心症・心筋梗塞や脳卒中の予防効果はほとんどないとする結果が報告されています。

なぜ健診・検診・人間ドックが病気を予防できないのか。

前述したように、これらはあくまで「受診した時点」での「明らかな異常」を判定するものです。病気のリスク段階と発症にはタイムラグがありますので、**受診結果が「異常なし」でもリスクが高まっている可能性はありますが、「リスクの高まり」は検査で完璧に判断することはできません。**

例えば、ダイアベティス（糖尿病）に関わる膵β細胞の機能低下は発症の10年以上前に

はじまっていますが、それ自体を健診・検診・人間ドックで確かめることはできないのです。よくあるのは、健診で数値（血糖値やHbA1c値など）が高いことを指摘され、医療機関に行ったら「糖尿病です」と診断されたというケース。これは、健診がきっかけで、ダイアベティス（糖尿病）を見つけることができたけど、健診を受けていても、それだけではダイアベティス（糖尿病）になるのを防ぐことはできなかった、ということになります。

また、**健康診断を受診しただけでは、生活改善という本来の予防行動に結びつきにくい**ことも関係していると考えられます。

ここまで記述してきた「年齢」や「タイムラグ」「快楽」「同調・比較」といったバイアスの影響で、リスクを軽視してしまったり、リスクから目を背けたりして行動変容に至らず、病気の予防につながらないということです。

あるいは、健診で数値が高く、「生活改善」と書かれていたけれど、具体的にどうしたらよいかわからないという方もいるのではないでしょうか。

こうした事情を考えると、**「健診が病気を防げない」のではなく、「健診だけでは病気を防げない」と解釈するべき**かもしれません。

健診・検診・人間ドックと病気のリスクの関係については、「定期的な受診には大きな意味もメリットもある。ただし病気のリスクを減らし、病気を予防するには、それとは別の普段からのアプローチが不可欠」と言えるでしょう。

自分でマネジメントできる「認識と行動」を改善する

病気になるリスクには、「年齢」や「遺伝」、「環境」や「行動」といったさまざまなファクターが影響を与えています。

これらのファクターのなかには、自分の意思や努力では変えることができない、抑えるのが困難なものがあります。

例えば「年齢（加齢）」。年を重ねるという自然の摂理には誰も逆らうことができません。

また「遺伝」にしても先天的な病気のリスクなどは遺伝子治療が進歩しているとはいえ、個人の力で変えることは難しいのが現状です。

しかし逆に、自分の意思で大きく変えられるファクターがあります。

それが「行動」です。

行動とは、喫煙、体重の管理、身体活動、睡眠といった普段の生活に関わる行いのことを指しています。

これらの行動を変えるには、まず物事に対する「認識」を変える必要があります。認識とは、物事を知り、その本質・意義を理解することです。自分の体や病気、病気につながるリスクやバイアスを認識することが行動を変えることにつながります。

病気のリスクには、この「認識」と「行動」が非常に大きく影響していると私は考えます。例えば、

- 病気は年のせいだから仕方ないと考えるか、年齢以外の要因にも目を向けるか
- 今すぐ何も起きないから平気と考えるか、数年後の影響の可能性を考えるか
- 目の前の心地よさを優先するか、先々の体調のよさを優先するか
- 今年の「異常なし」に満足してしまうか、来年以降も「異常なし」を目指すか
- たばこを吸うか、吸わないか

・自分の適正範囲から過度に逸脱している体重を、そのままにしておくか、調整するか
・1日に少しだけでも体を動かすか、はたまた動かさないか
・毎日寝る時間を削って夜更かしするか、ぐっすり寝る時間を確保するか

普段の生活のなかで「リスクに目を向けるか、リスクから目をそらすか」「リスクを高める行動をとるか、リスクを減らす行動をとるか」――。日々の何気ない、ときには意識さえしない認識や行動の蓄積が、未来の自分の体の調子に大きく関わってきます。

今、感じている体調のよさをずっとキープし、5年後、10年後、病気にならず、充実した毎日を迎えられるように、今のうちから病気のリスクをできるだけ減らしていく。

そのためには、**リスクを見えなくするバイアスに流されず、自分の意思でマネジメントできる「日々の認識と行動」を振り返り、改善すべきは改善することが大事**なのです。

みなさんはもうお気づきかもしれませんが、本書を手にして、ここまで読み進めている時点ですでに「認識」と「行動」の改善が始まっています。もはや、病気のリスクを減ら

し始めていると言っても過言ではありません。

本書を通して、病気のリスクを減らすための〝ノウハウ〟を手に入れ、自分自身の素敵な未来のために「ヘルスメンテナンス（健やかな状態を保つこと）」していきましょう。

続く第2章では、「行動と病気のリスクの深い関わり」を明らかにしていきます。

第2章

「病気のリスク」と「行動」の切り離せない関係

“Disease risk” and “behavior”
Inseparable relationship

「病気と行動」は想像以上に複雑に絡み合っている

私たちが、病気の自覚症状や明確な診断がない普段の生活で何気なく行っている行動は、体の状態や病気のリスクに大きな影響を与えています。

前章では、その関わりを見えにくくする行動心理（バイアス）をまとめました。それを受けて本章では、さまざまなデータを用いながら**「普段の行動がどれだけ病気のリスクを左右しているか」**を明らかにしていきます。

まずは図①をご覧ください。これは「私たち日本人にとって、発症の頻度が高く影響の大きい病気（左側と中央）」と「病気の発症に強く関わる10の行動（右側）」のつながりを、それぞれの病気のガイドラインや研究論文を参考に、図にしたものです。

病気は、希少なものを含めると6000～8000種類あり、毎年250種類ほど新たに加わっていると言われています。そのすべての病気に対応することは現実的に難しく、

図① 病気と行動の複雑な関係

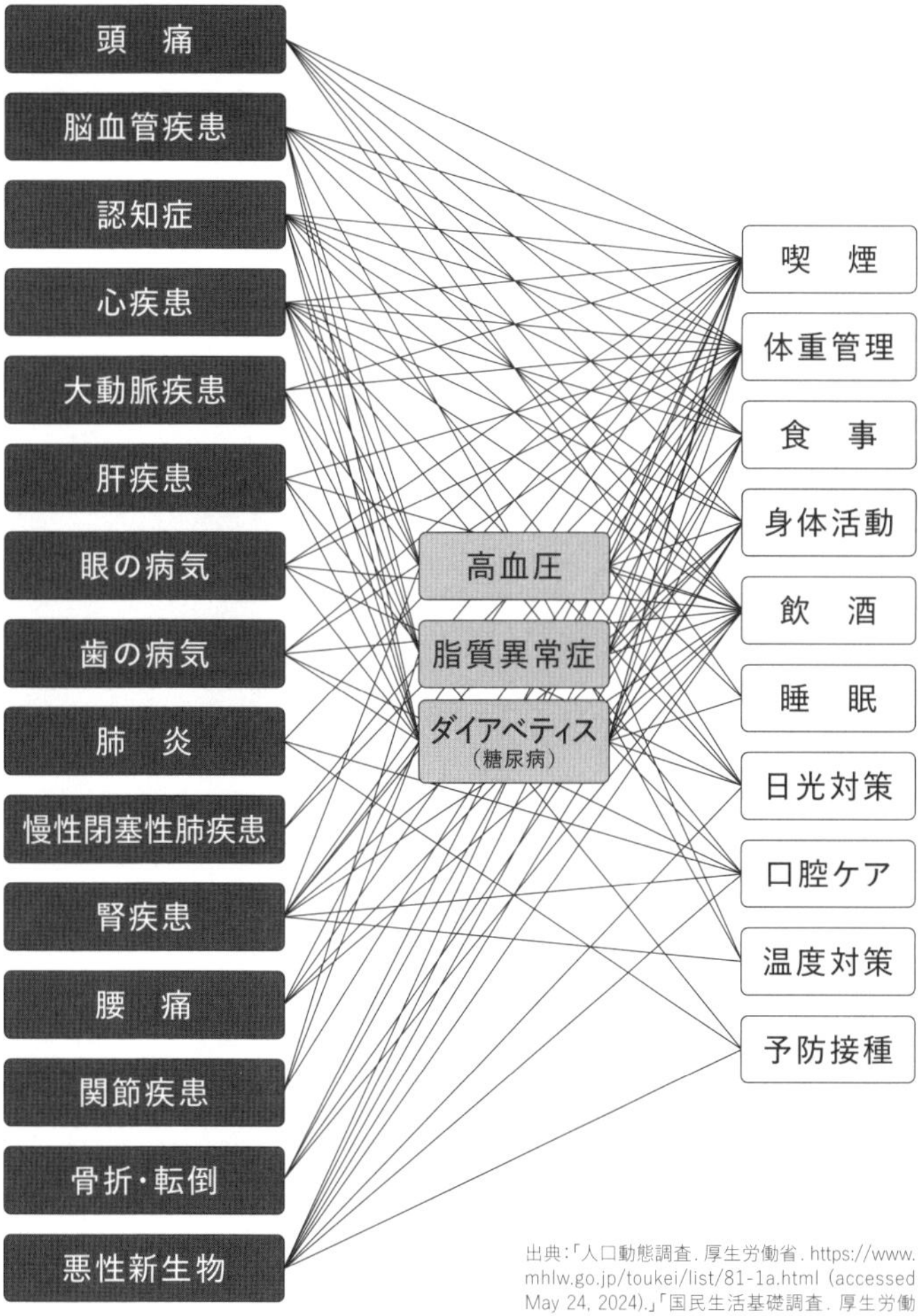

出典：「人口動態調査．厚生労働省．https://www.mhlw.go.jp/toukei/list/81-1a.html (accessed May 24, 2024).」「国民生活基礎調査．厚生労働省．https://www.mhlw.go.jp/toukei/list/20-21.html (accessed May 24, 2024).」等を基に作成

また、効率的ではないので、厚生労働省の『人口動態調査』『国民生活基礎調査』の結果をもとに、日本人に関わりの深い病気（発症の頻度が高く、影響の大きい病気）をセレクトしています（図①の病気の具体的な病名は図②にまとめています）。
また、10の行動とは、「喫煙」「体重管理」「食事」「身体活動」「飲酒」「睡眠」「日光対策」「口腔ケア」「温度対策」「予防接種」を指します。これらについては第3章で詳しく解説します。

さて、みなさんはこの図を見てどう感じましたか。どんな印象を持ちましたか。

「何だかゴチャゴチャしている」
「線が多すぎて、何と何が結びついているのかよくわからない」
第一印象として、こうした感想を持った方が多いのではないでしょうか。

まさにそのとおり。**病気と私たちの普段の行動とは、これほどまでに複雑かつ密接につながっています。**この図の「ゴチャゴチャ感」こそが、その証しです。

図② 図①に示す「頻度が高く影響の大きい病気」に含まれる病名

頻度が高く 影響の大きい病気	具体的な病名
頭　痛	緊張型頭痛・片頭痛
脳血管疾患	脳卒中（脳梗塞・脳出血・くも膜下出血）・一過性脳虚血発作
認知症	アルツハイマー型認知症・血管性認知症
心疾患	狭心症・心筋梗塞・心不全
大動脈疾患	大動脈瘤・大動脈解離
肝疾患	脂肪肝・肝炎・肝硬変
眼の病気	白内障・緑内障・加齢黄斑変性・糖尿病性網膜症・網膜色素変性
歯の病気	歯周病・う蝕（むし歯）
肺炎・誤嚥性肺炎	―
慢性閉塞性肺疾患（COPD）	―
腎疾患	慢性腎臓病（CKD）・腎不全
腰　痛	腰痛症
関節疾患	肩関節周囲炎（五十肩）・変形性膝関節症・変形性股関節症
骨折・転倒	―
悪性新生物	がん（肺・大腸・胃・肝・膵・乳房・子宮）
高血圧	本態性高血圧
脂質異常症	続発性脂質異常症
ダイアベティス（糖尿病）	2型糖尿病

出典：「人口動態調査．厚生労働省．https://www.mhlw.go.jp/toukei/list/81-1a.html (accessed May 24, 2024).」

「国民生活基礎調査．厚生労働省．https://www.mhlw.go.jp/toukei/list/20-21.html (accessed May 24, 2024).」

等を基に作成

▼病気と行動のゴチャゴチャな感じ

例えば、行動としての喫煙は、片頭痛や認知症、悪性新生物（がん）など複数の病気とつながっています。病気であるダイアベティス（糖尿病）を見ても、体重管理や食事、飲酒、睡眠といった複数の行動と結びついているのがわかります。ほかの行動も、ほかの病気も同様です。

あくまでも関わり合いがあるものを大まかに示しており、細かい関係性を正確に表現しているわけではないのですが、1つの病気が実はさまざまな行動の影響を受けていること、**1つの行動がいくつもの病気に影響を及ぼしていること**はご理解いただけるかと思います。

私たちは「喫煙＝肺がん」「食事と運動＝ダイアベティス（糖尿病）」など、リスクと行動の組み合わせをシンプルなものだと思いがちです。

しかし、事はそう単純ではありません。実際にはさまざまな行動とさまざまな病気がクロスオーバーするように複雑に絡み合っています。「喫煙は、肺がんだけ気にすればよい」でもなければ、「ダイアベティス（糖尿病）のリスクを下げるには食事と運動にだけ気を使えばいい」ということでもないのです。

病気と行動は「単線」ではなく、常に「複線」でつながっている——病気のリスクを減らすためには、まずこの認識を持つことが非常に重要です。

そのためにも、この図を見て最初に覚えた「いろいろな病気がいろいろな行動とゴチャゴチャにつながっている感」を忘れずにいていただきたいと思います。

病気は想像以上に身近にある
——誰もが予備群!?

「病気と行動が密接に関係しているのはわかった。でもその病気になる人が少なければ、自分たちにはあまり影響がないのでは？」——そう思われる方もいるかもしれません。

そこでもう1つ、参考となるデータを見ていただきましょう。図③は、図②の「頻度が高く影響の大きい病気」の中で、特に患者さんの数が多い病気を取り上げ、日本の現状を示したものです。

調査・報告年度はさまざまですが、例えば高血圧は4000万人以上（成人のおよそ2人に1人）、ダイアベティス（糖尿病）は約1000万人（成人のおよそ10人に1人）、が

図③ 日本における患者数の多い病気

病　名	推計（万人）	調査・報告年度
高血圧	4,300	2017
ダイアベティス（糖尿病）	1,000	2016
脂質異常症	4,220	2006
脳卒中	174	2020
心不全・狭心症・心筋梗塞	170	2020
が　ん	341	2015
認知症	443	2022

95万／年
(2020)

出典：「高血圧治療ガイドライン2019　日本高血圧学会高血圧治療ガイドライン作成委員会編、日本高血圧学会　発行　https://www.jpnsh.jp/data/jsh2019/JSH2019_noprint.pdf　(accessed May 24, 2024)」「平成28年　国民健康・栄養調査　厚生労働省 https://www.mhlw.go.jp/bunya/kenkou/eiyou/dl/h28-houkoku-03.pdf(accessed May 24, 2024).」等を基に作成

んになる人は毎年約１００万人など、非常に多くの方が病気を発症していることがわかります。

またこの数値はあくまでも患者数の推計であり、病気になる前段階の人はカウントされていません。そうした方を含めれば、人数はさらに増えることになります。

例えばダイアベティス（糖尿病）にしても、図では患者数が「約１０００万人（成人のおよそ10人に１人）」になっていますが、予備群や境界型といわれる前段階の人（約１０００万人）も含めると、成人のおよそ5人に１人に該当すると言われています。

いずれにせよ、これだけ多くの患者さんがいることを考えれば、これらの病気は決して

まれなものではなく、**誰もがかかる可能性のある「非常に身近な存在」**とも言えます。それは、すべての人にとって他人事ではなく「自分事」だということ。

だからこそ、これらの病気と関係の深い普段の行動を見直すことが大事になります。その「認識と行動」が、みなさんの病気のリスクを減らすいちばんの近道になるのです。

▼「行動」は病気のリスクをどれだけ左右するのか

また、「行動が病気のリスクにどの程度の影響を及ぼすものなの？　あまり大きな影響がないのなら、行動を変える意味はないのでは？」――そう思う方もいらっしゃるかもしれません。

この疑問については、図④を見ていただきたいと思います。

これは「行動を適切に管理しなかった場合、適切に管理した場合と比べて病気のリスクがどれだけ上昇するか」を、国内の研究報告を基に筆者が算出し、まとめたものです。

この図を見れば、病気の発症に強く関わる行動の見直しや改善を行わないと、その病気にかかるリスクは最大数十％高まってしまうことがわかります。

図④ 主な病気のリスクの増加

病 気	概 要	「行動」と「病気のリスク」の関係	
高血圧	5年後に高血圧が発症するリスク	喫煙・不適切な体重管理・飲酒で	最大50%増加
ダイアベティス（糖尿病）	3年間でダイアベティス（糖尿病）が発症するリスク	喫煙・不適切な体重管理で	最大32%増加
心・脳血管疾患	10年間で動脈硬化性心血管疾患が発症するリスク	喫煙・身体活動の不足で	最大17%増加
認知症	10年間で認知症を発症するリスク	喫煙・不適切な体重管理・身体活動の不足で	最大42%増加

出典:「Kadomatsu Y, Tsukamoto M, Sasakabe T, et al. A risk score predicting new incidence of hypertension in Japan. J Hum Hypertens 2019; 33: 748–55.」「Nanri A, Nakagawa T, Kuwahara K, et al. Correction: Development of Risk Score for Predicting 3-Year Incidence of Type 2 Diabetes: Japan Epidemiology Collaboration on Occupational Health Study. PLoS One 2018; 13: e0199075.」等を基に作成

例えば、

・「喫煙」「不適切な体重管理」があると、それらがない場合に比べて、3年間でダイアベティス（糖尿病）が発症するリスクは**最大32％増加**する

・「喫煙」「不適切な体重管理」「身体活動の不足」があると、それらがない場合と比べて、**「10年間で認知症を発症するリスク」は最大42％増加**する

というように、「リスクを高める行動を取り続けると、さまざまな病気にかかるリスクは大幅に増えてしまう」という至極シンプルで真っ当な事実が結果として

図⑤ それぞれの「行動」がどの程度影響しているのかの度合い

項　目	概　要	「行動」が影響する度合い	
生命予後	生命予後に どの程度影響するか	喫煙・ 不適切な体重管理・ 飲酒・不健康な食事・ 身体活動の不足は	全体の 34%に影響
生命予後・ 生活の質	生命予後・ 生活の質にどの程度 影響するか		全体の 27%に影響

※「行動」が影響する度合いの%は人口寄与割合（PAF）を示しています。
出典：「GBD 2019 Risk Factors Collaborators. Global burden of 87 risk factors in 204 countries and territories, 1990-2019: a systematic analysis for the Global Burden of Disease Study 2019. Lancet 2020; 396: 1223–49.」を基に著者が算出し作成

示されています。

また、病気のリスクが高まれば「生命予後（余命）」や「生活の質（QOL）」も影響をうけますが、普段の行動がそれらに関わっているとする国内データを用いた報告もあります（図⑤）。

この報告によると、生命予後の短縮や生活の質の低下の30%前後が10の行動のうちの5つ、「喫煙」「体重」「飲酒」「食事」「身体活動」の不適切な管理によるとされています。

これらの図にある数値は、研究における統計学的な値であり、すべての人に同様のリスクが現れるわけではありません。第1章でもお伝えしたとおり、病気のリスク

には、「年齢」や「遺伝」「環境」などの要素も関係しているからです。

しかしながら、それらを勘案してもなお、決して看過してはいけない注目すべき数値だと言えるでしょう。

ちなみに図④⑤には、前述した病気のリスクを左右する「10の行動」がすべて含まれているわけではありません。

例えば図④に示したダイアベティス（糖尿病）のリスクでは、対象となる行動が「喫煙」「不適切な体重管理」の2つとなっています。ただしこれは「喫煙」「不適切な体重管理」を対象に含めた研究のためであって、ダイアベティス（糖尿病）と関わる行動が「喫煙と不適切な体重管理だけ」という意味ではありません。図①で「ゴチャゴチャ」と示しているように、病気と行動は複雑に関わっており、ダイアベティス（糖尿病）にしても、「喫煙」と「不適切な体重管理」だけでなく、「食事」や「身体活動」など、それ以外の行動とも関わりがあります。

そのことを考えれば、この図は、

「『喫煙』や『体重管理』などいくつかの行動だけでも、これだけ発症リスクを左右している」「『喫煙』や『体重管理』を含む『10の行動』すべてを勘案すれば、病気の発症リスク

への影響はより大きくなる」
という認識を持って見るべきだと考えます。

▼〝可視化〟によって、正常性バイアスを乗り越える

第1章とも関係するのですが、人は言葉だけで「行動は病気のリスクを左右する」と言われても、あまり実感がわかず、「そうはいっても、自分は大丈夫だろう」「少しぐらい平気だろう」という思考になってしまいがち（こうした傾向を心理学用語で正常性バイアスといいます）です。でも、こうしてリスクとの関係度合いが具体的な数値として可視化されると、一気に「自分事」として現実味を覚えるのではないでしょうか。

事実、私自身も、最初にこのリスクの割合を目の当たりにしたときには「普段の行動が、病気の発症にこれほど多く影響を及ぼしているのか」と驚きました。

この数値を示したのは、みなさんにも同じ驚きを感じていただくためです。そしてその驚きと「行動次第で病気にかかりやすくも、かかりにくくもなる」という気づきによって、「病気のリスクを減らそう」という意識を高めていただきたいと思います。

病気が「見えてくる」のは40代から
――「診断された時＝早期」ではない

年齢を重ねるにつれて、若い頃よりも病気にかかることが増えていく――。そう考えている方は多いと思いますが、実際にはどうなのでしょうか。

図⑥は厚生労働省の患者調査を基に筆者が作成した、代表的な病気における「年代別の患者割合」のグラフです。これを見ると、対象となる病気の患者さんの割合はいずれも**「30代から少しずつ出始め、40代を超えてから急激に増えている」**ことがわかります。

ただし、これをそのまま「人は40代になると病気にかかりやすくなる」と捉えてしまうのは、早計に過ぎると言えます。

この調査結果からわかるのは、あくまでも「病気が顕在化して医師の診察を受け、その結果、病気だと診断される」のは40代からが多いということ。

第1章でもお伝えしたように、病気の多くは、普段から蓄積されたリスクを高める行動の影響によって、年単位のタイムラグを伴って発症します。

図⑥ 日本の現状（年代別の患者割合）

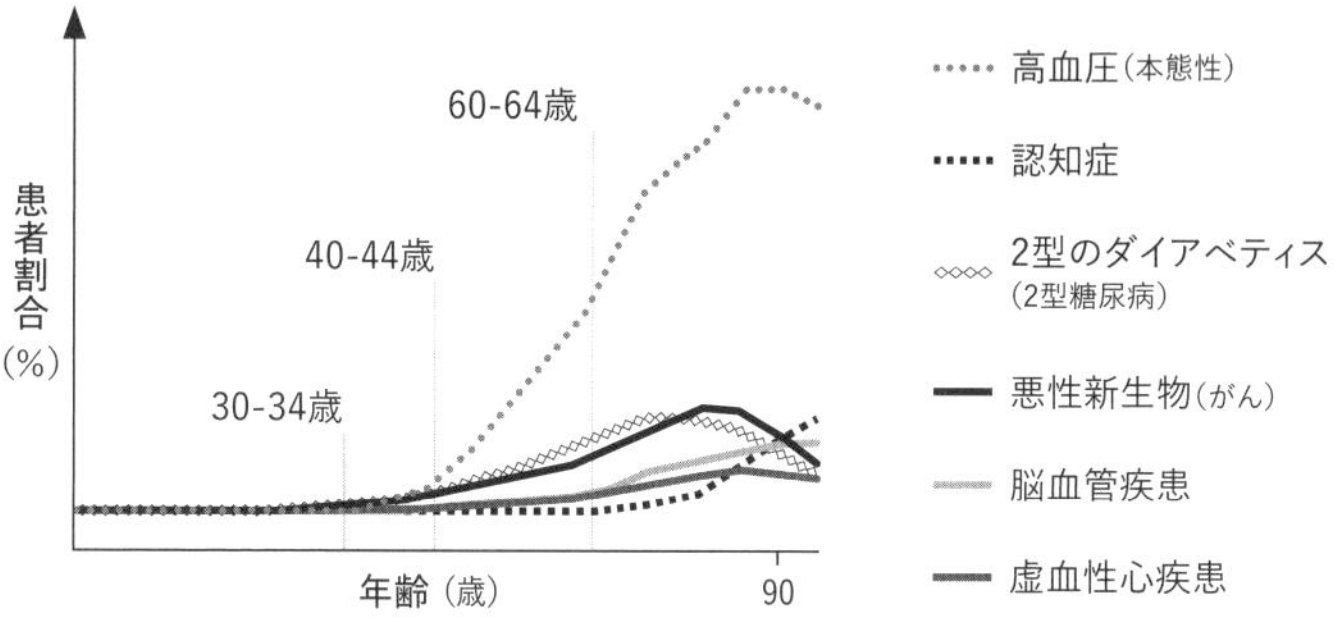

出典：「令和2年患者調査」の総患者数と受療率の算出に用いた人口を基に作成

つまり、病気が「見えてくる」のは40代からですが、実際にはその前段階（20～30代、あるいはさらに前）から普段の行動によって発症リスクが少しずつ高まっていることが多いということ。リスクを増やす行動を取り続けていると、若いうちは発症に至らなくても、40代から一気に「病気が見えて」くる可能性があるのです。

これも第1章で触れましたが、2型のダイアベティス（2型糖尿病）の場合、膵β細胞（血糖値を下げるためのホルモン「インスリン」を分泌する、膵臓の細胞）の機能低下は発症する10年以上前から始まっていて、「糖尿病です」と診断されたときの膵β細胞の機能は50%程度にまで低下しています。

また、こちらも第1章で述べましたが、心筋梗塞や脳卒中などの病気に寄与する「動脈硬化」は、病気の症状が現れる前の子どもの頃から緩やかに始まっています。

このようなことを考えると、**「病気と診断された時、あるいは症状が出現した時は必ずしも『早期』ではない」**ことがわかると思います。

▼今からでも「病気のリスク」を減らすのは遅くない

そう考えるにつけ、やはり「病気が見える・診断される前」から、いかにリスクを減らす行動をとるかが重要になってきます。

たとえるなら、若い頃は「少しずつ膨らんでいる風船」を持っていることに気づかず、40代になって「パン」と割れて初めて「風船の存在」に気づくようなもの。風船を割らない（＝病気を発症させない）ためには、早い段階から「膨らませない（＝リスクを減らす行動をとる）」ことが大切になります。

リスクを減らす行動の実践は、できるだけ若いときから始めるのが理想的ですが、年齢

を重ねてからでも決して遅くはありません。

いま20〜30代の人は、40代以降に発症する病気を防ぐために。

40代を過ぎた人も、この先まだ増える傾向にある病気の発症を防ぐために。

実践のための行動を起こせば、その時点からリスクへの影響は変わります。高まっていたリスクを抑制し、リスクを減らす方向に導くことも十分に期待できるでしょう。

病気の「その先にあるもの」にも目を向ける

繰り返しになりますが、**病気のリスクは普段の行動と密接に結びついています。**だからこそ普段の行動を見直し、病気と関連性の高い行動をマネジメントすることが、病気のリスクの低減に大きく貢献するのです。

病気のリスクを減らすことは、当然「病気の発症の予防」に直結します。そしてそれは、「病気の先にあるリスク＝病気になったことで生じる、さらなるリスク」を回避することにつながっていきます。

ここで言う「病気の先にあるさらなるリスク」に該当する主なものとしては、

・合併症や後遺症のリスク
・多疾患併存（病気が増える）・多剤併用（薬が増える）のリスク
・経済的負担が増えるリスク

の3つが挙げられます。

▼合併症や後遺症のリスク

病気になったことによって新たに生じるリスクの1つに「合併症や後遺症」を発症するリスクがあります。

合併症とは、ある病気が原因となって発症する別の病気のこと。例えば、ダイアベティス（糖尿病）になって血糖値が高い状態が続いたことで、動脈硬化が進み脳梗塞が発症した——。これが合併症です。

例に挙げたダイアベティス（糖尿病）の場合、「網膜症」「神経障害」「腎症」をはじめ、脳卒中や狭心症・心筋梗塞など数多くの合併症を発症するリスクがあります。また高血圧にも、脳や眼、血管や心臓、腎臓などに合併症が発生する可能性があります（図⑦）。これ

図⑦ 高血圧・ダイアベティス（糖尿病）の主な合併症の具体例

●高血圧

部位	合併症の具体例
脳	高血圧性脳症・脳梗塞・脳出血・くも膜下出血
心臓	心不全・狭心症・心筋梗塞・心肥大
眼	高血圧性網膜症
腎臓	腎硬化症・腎不全
大動脈	大動脈瘤・大動脈解離
動脈	末梢動脈疾患

出典:「高血圧治療ガイドライン 2019 日本高血圧学会高血圧治療ガイドライン作成委員会　編」「日本糖尿病学会 編・著:糖尿病治療の手びき2020(改訂第58版), p25, 南江堂, 2020」「糖尿病合併症について　日本糖尿病学会 https://www.jds.or.jp/modules/citizen/index.php?content_id=3(accessed May 24, 2024).」等を基に作成

●ダイアベティス（糖尿病）

部位	合併症の具体例
脳	脳梗塞・脳出血
心臓	心不全・狭心症・心筋梗塞
神経	手足のしびれ・疼痛・麻痺、皮膚の潰瘍・筋萎縮、外眼筋／顔面神経麻痺、不整脈・立ちくらみ、胃の蠕動障害・下痢・便秘、排尿障害・勃起障害、こむらがえり
眼	糖尿病性網膜症・白内障
腎臓	糖尿病性腎症
動脈	末梢動脈疾患
その他	免疫低下（感染症）・骨病変（骨粗しょう症）糖尿病性ケトアシドーシス・高浸透圧高血糖状態・低血糖症※

※治療後の合併症

らの関係は図①にもその一部が示されており、話はそれますが、**ダイアベティス（糖尿病）・高血圧・脂質異常症の3つは合併症のリスクを考えるべき代表的な病気で、内臓脂肪の過剰な蓄積を背景とするメタボリックシンドローム（メタボ）とも密接な関係がある**のです。

また、後遺症とは「病気が完全には回復せず、身体的・精神的に症状が残っている状態」のこと。例えば、

・骨折の後に痛みやしびれが残って、歩きにくくなった
・脳卒中になってから、ものが食べにくくなったり、話しにくくなったりした
・心筋梗塞になった後、運動がしにくくなった

といったものが挙げられます。

合併症や後遺症とは、「その病気にかかった後に発症する」病気（症状）のこと。裏を返

せば、「病気にならなければ、合併症にも後遺症にもならない」とも言えます。

だからこそ、原因となる「その病気」にならないことが大事になります。**行動をマネジメントして病気のリスクを減らすことは、その病気だけでなく、その先にある「合併症や後遺症」を予防していることにもなる**のです。

▼多疾患併存と多剤併用のリスク

一般的には、年齢とともに「かかっている病気の数」が増え、それに伴って「服用する薬の数」も増えていく傾向があります。

合併症や後遺症に限らず、「1人の患者さんが同時に複数の病気にかかっている状態」を多疾患併存（マルチモビディティ）と呼びます。

また、「1人の患者さんが同時に多くの薬を服用している状態」を多剤併用（ポリファーマシー）といいます。

同時に生じることが多い多疾患併存と多剤併用には、さまざまなリスクとの関連が報告されており、共通しているリスクも存在しています（図⑧）。

図⑧ 多疾患併存と多剤併用のリスク

多疾患併存と関連している	多剤併用と関連している	
●生命予後の短縮	●生命予後の短縮	●骨折の増加
●身体機能の低下	●入院・入院期間の増加	●身体機能の低下
●生活の質の低下	●低血糖の増加	●生活の質の低下
●精神状態の低下	●施設入所の増加	●医療の利用と医療費の増加
●医療・介護の利用と医療費の増加	●薬物有害反応や薬物相互作用の増加	

出典：「Gijsen R, Hoeymans N, Schellevis FG, Ruwaard D, Satariano WA, Van Den Bos GAM. Causes and consequences of comorbidity: A review. 2001 www.rivm.nl/public.」「Nunes BP, Flores TR, Mielke GI, Thumé E, Facchini LA. Multimorbidity and mortality in older adults: A systematic review and meta-analysis. Arch Gerontol Geriatr. 2016; 67: 130–8.」「Kato D, Kawachi I, Saito J, Kondo N. Complex multimorbidity and mortality in Japan: a prospective propensity-matched cohort study. BMJ Open 2021; 11: e046749.」等を基に作成

その1つに、生命予後に対するリスクが挙げられます。生命予後とは「今後どのくらい元気でいられるかの見通し」のこと。すなわち、**「病気が増え、薬が増えるほど、余命が縮まるリスクが高くなる」**ということです。

ほかにも「身体機能が低下するリスク」「医療費など経済的な負担が増えるリスク」などが共通しています。

多剤併用に関しては「薬物有害反応（いわゆる副作用）」や「薬物相互作用（飲み合わせによる有害事象など）」に対するリスクの存在も看過できません。

ダイアベティス（糖尿病）で血糖値を下げる薬を飲んでいたけれど、別の病気になってそちらの薬も飲むようになったら、飲み合わせで血糖値が下がりすぎて低血糖になってしまった――。**薬の種類や数が増える**

ほど、こうした事態が起きるリスクが高くなるということです。

また、処方される薬、飲まなければいけない薬が増えれば増えるほど、服用に関する管理は複雑になります。「AとCの薬は毎食後に2錠、Bの薬は食前に1錠飲んでください。Dの薬は食間に、それとEの薬は寝る前に――」といった状況では、飲み忘れや飲み間違いも発生しやすくなって当然でしょう。

そうなれば「毎日、間違えずに薬を飲まなきゃ」という気持ちが負担にもなるでしょうし、毎日が〝薬を中心とした〟生活にもなりかねません。こうした事態もまた多剤併用による「生活の質が低下するリスク」と言えるでしょう。

前述したように、病気になれば薬が出る。病気が増えれば薬も増える。そして病気と薬が増えれば、その分だけ新たなリスクも増えていきます。

もちろん、病気の治療にかかせない薬もあります。そのような薬も、薬が増える（多剤併用）ことによって効果を十分に発揮できないばかりか、時には〝逆効果〟になることもあるのです。多疾患併存と多剤併用にともなうリスクをできる限り回避するためにも、そして、大切な薬を生かすためにも、やはり日々の行動をマネジメントして病気のリスクを減らすことが第一になります。

▼経済的負担が増えるリスク

病気になれば医療費がかかります。診察を受けるにも薬を処方してもらうにも、入院するにもリハビリするにも、お金がかかります。「経済的な負担（出費）の増加」もまた、病気になってしまった後に生じてくる見過ごせないリスクと言えます。

これも裏を返せば、**病気のリスクを減らして発症を防げば、その分の経済的な負担も軽減する**（支払う医療費が少なくなる）という見方をすることができます。

実際に、本書で取り上げている「病気の発症に強く関わる10の行動」のうち「喫煙」「体重管理」「身体活動」「飲酒」は、医療費と少なからぬ関わりがあることが、日本国内での研究でも数多く報告されています。

例えば宮城県で実施されている『大崎国保コホート研究』という調査があります。

これは宮城県大崎保健所管内に住み、調査開始時に40歳から79歳であった国民健康保険加入者全員（約5万人）を対象に、1995年初めから2001年末までの7年間の追跡によって、喫煙、肥満（本書でいう体重管理）、運動不足（本書でいう身体活動）の３つのリスク因子の有無が、医療費にどう関連するかを調査したものです。

２００４年に発表された同調査結果では、３つの因子を１つも有していない人と比較して、運動不足（１日の歩行時間が１時間未満）の人は７・５％、肥満（ＢＭＩ25・０以上）の人は８・２％、喫煙（現在および過去に喫煙）している人は９・０％、１人あたり１カ月あたりの医療費がそれぞれ上昇していたことがわかっています。さらに、**３つすべてに該当する人は医療費が43・１％も上昇**していました。

そして、10の行動のうちこれらの報告には登場していない「食事」「睡眠」「日光対策」「口腔ケア」「温度対策」「予防接種」も、それによって病気のリスクを低減できる以上、医療費負担の抑制にも貢献できるであろうことに疑念の余地はありません。

そもそも、「病気になると実際にどのくらいの医療費がかかるのか」気になる方も多いと思います。

そこで、定期通院が必要となる代表的な病気である「高血圧」と「ダイアベティス（糖尿病）」に関して、参考になるデータを提示して簡単に解説しておきましょう。

２０１８年の薬価改定・診療報酬改定に基づいた試算では、**高血圧の医療費は「年間約4〜5万円（3割負担で1・2〜1・5万円）」、ダイアベティス（糖尿病）の医療費は「年間約10〜40万円（3割負担で3〜12万円）」**となっています。

また、医療費の負担が大きい病気に「がん」がありますが、例えば厚生労働科学研究費補助金（第３次対がん総合戦略研究事業）分担研究報告書の『喫煙関連疾患の１人あたりの医療費の推計値』によれば、**喫煙に関係するがんの1人あたりの年間医療費は200〜300万円にもなる**と報告されています。**これは喫煙関係のがんが対象になっていますが、ほかのリスクに関係して発症するがんの場合も、同等の医療費がかかると考えていいでしょう。**

医療費は、薬価や診療報酬の改定、治療の内容（使用する薬の種類や数など）、通院頻度、検査の種類、手術の有無、外来か入院かなどの条件によって変わってきます。

しかしそれを勘案しても、やはり**1つの病気につき、年間で数万〜数十万円もの医療費がかかる可能性がある**と考えておくほうがいいでしょう。

健康はお金には代えられない。確かにそのとおりです。しかしながら「病気になると、お金がかかる」のもまた事実です。

病気になったら否応なしにかかる医療費ですが、病気にならなければ、その医療費分のお金を「何か別のこと」に回すことができます。そのお金で何ができるか。旅行に行けるかもしれないし、欲しかったものが買えるかもしれない。自分みがきのために投資することもできるかもしれません。

リスクを減らして病気を遠ざけることは、体の調子だけでなく、経済的な面でも生活の質の充実につながっていくのです。

病気を遠ざける最大のカギは「日々の行動」にある

本章では、

・行動と病気は、深く複雑に関わっていること
・病気は他人事ではなく、すべての人のすぐ身近にあること

・行動は、想像以上に病気のリスクを左右していること
・病気が表に見えてくるのは年齢を重ねてからで、それまでは気づきにくいこと
・病気だと診断された時が、必ずしも早期ではないこと
・病気になると、その先にはさらなるリスクが待っていること

について解説してきました。これらを踏まえると、「リスクを減らす」ためのシンプルかつ明確な答えが見えてきます。

病気と行動との結びつきがこれほどに密接であるのなら、病気になるリスクを減らす最大のカギもまた「日々の行動」にある――。

病気と行動が関わっているのであれば、関わりのある行動を「リスクを減らす行動」に変えればいい――。

これがシンプルかつ明確な答えです。

本書ではすでに、日本人に関わりの深い病気の発症に強く関わる10の行動をセレクトしています。

ここで改めて列挙しておくと、「喫煙」「体重管理」「食事」「身体活動」「飲酒」「睡眠」「日光対策」「口腔ケア」「温度対策」「予防接種」となります。

これらは**多くの人が普段から直面しているごく日常的な行動ですが、病気になるリスクの増減に大きな影響を及ぼす、重要なトリガー（引き金）になり得るもの。**これらの行動を突き詰めていくと、病気を遠ざけるためにすべきことが見えてくるはずです。

病気になってしまってから行動を変えるのは大変です。だから病気になる前に、リスクを予想して自分の行動を振り返り、マネジメントしていただきたいと思います。

次章からは、リスクを左右する10の行動をマネジメントする方法について、掘り下げて解説していきたいと思います。

第3章

病気のリスクを減らす10の習慣

10 habits that
reduce disease risk

普段の行動の見直しが、病気のリスクを引き下げる

前章では、「私たち日本人にとって、発症の頻度が高く影響の大きい病気」と「病気の発症に強く関わる10の行動」の複雑なつながり（53ページ図①）をお伝えしました。

ここで、図⑨を見ていただきたいと思います。この図は、「行動を適切に管理したら、適切に管理しなかった場合と比べて病気のリスクがどれだけ減るか」を、国内の研究報告を基に筆者が一部算出し、まとめたものです。

これは、本書で取り上げた10の行動全部を含んだ研究結果ではないのですが、この図を参考にすると、例えば**「狭心症・心筋梗塞」や「脳卒中」などの「動脈硬化性心血管疾患」が10年間で発症するリスクは、「喫煙」と「身体活動」を適切に管理すると最大で17％も減る**ことがわかります。

さらに、「ダイアベティス（糖尿病）が向こう3年の間に発症するリスク」は「喫煙」と「体重」の適切な管理を行えば、最大32％も下がる、という結果も出ています。

図⑨ 行動の最適化で病気のリスクがどれくらい減るか

病　気	概　要	「行動」と「病気のリスク」の関係	
高血圧	5年後に高血圧が発症するリスク	喫煙・体重・飲酒の適切な管理で	最大50%減少
ダイアベティス（糖尿病）	3年間でダイアベティス（糖尿病）が発症するリスク	喫煙・体重の適切な管理で	最大32%減少
心・脳血管疾患	10年間で動脈硬化性心血管疾患が発症するリスク	喫煙・身体活動の適切な管理で	最大17%減少
が　ん	がんになるリスク	喫煙・体重・食事・身体活動・飲酒の適切な管理で	男性43%減少 女性37%減少
認知症	10年間で認知症が発症するリスク	喫煙・体重・身体活動・飲酒の適切な管理で	最大42%減少

※がんのみ相対リスク減少率を表示

出典：「Kadomatsu Y, Tsukamoto M, Sasakabe T, et al. A risk score predicting new incidence of hypertension in Japan. J Hum Hypertens 2019; 33: 748–55.」「Nanri A, Nakagawa T, Kuwahara K, et al. Correction: Development of Risk Score for Predicting 3-Year Incidence of Type 2 Diabetes: Japan Epidemiology Collaboration on Occupational Health Study. PLoS One 2018; 13: e0199075.」等を基に作成

お気づきの方もいるかと思いますが、実はこの図は、がんの部分を除いて60ページに登場した「行動を適切に管理しなかった場合と、適切に管理した場合を比べて病気のリスクがどれだけ上昇するか」を示した図④の〝裏返し〟バージョンになっています。

つまり「行動の見直しと適切な管理（最適化）」は、「すればリスクが下がり、しなければリスクが上がる」という非常に明確な〝キーアクション〟とも言えるわけです。

もちろん、図④と同じく、図⑨に示す割合は、研究における統計学的な値であり、また、「年齢」や「遺伝」「環境」などの要素で異なるため、すべての人に同様の結果が現れるとは必ずしも言えません。そして、この第3章でお伝えする内容に関する研究でもありません。

けれども、行動の適切な管理が非常に大きな効果をもたらす可能性があることは確かであり、そして、10の行動すべてが含まれる研究ではありませんので、「10の行動に取り組むことで、病気のリスクをさらに大きく減らす」ことが期待できると私は考えています。

将来、できるだけ病気になりたくない――そう考えるなら、「10の行動の最適化」という選択をすべきだと思いませんか。

10の行動は、どれも私たちの日常に深く関わっている〝習慣的〟なものばかりです。毎日の生活のなかでどれだけこれらの行動を「最適化」し「習慣化」できるかによって、私たちの将来における病気のリスクは大きく左右されます。

行動改善への取り組みは早いに越したことはありません。明日と言わず今日から、リスクを減らす暮らしへのシフトを始めてみましょう。

本章では、そのための具体的なアクションを「10の習慣」として行動ごとに解説していきます。

習慣❶

喫煙――たばこの煙・蒸気と距離をとる

病気のリスクを減らすために見直すべき行動として最初に挙げるのは「喫煙」です。「私はたばこを吸わないから、これは関係ないな」と思う方もいるかもしれません。しかし、ここで指す「習慣」は、**「たばこの〝煙や蒸気〟と距離をとる」**ということ。「吸わないから大丈夫」というわけではなく、他の人が吸うたばこの煙・蒸気から遠ざかる、そして、煙・蒸気の〝残留〟を感じる場所にも近づかないということです。

厚生労働省が行った『2022年国民生活基礎調査』によると、たばこを吸う人の割合は「男性25・4％」「女性7・7％」となっています。「たばこは体によくない」という認識は常識として世に広まってきており、割合的には減少傾向が続いているのですが、それでもまだ一定数の方たちが、習慣的に喫煙をしていることがわかります。

喫煙者の多くの方も、「たばこを吸う」という行動が病気のリスクを高めていることには気づいているでしょう。でも、「わかってはいるけれど止められない」「自分は大丈夫」と思っているケースが多いように見受けられます。これこそが、第1章で紹介した「タイムラグ」「快楽」「同調・比較」の〝バイアス〟による影響だと私は感じています。

そもそも、なぜ喫煙（たばこ）は体によくないのでしょうか。そう聞かれたときに、「おぼろげには知っていても、具体的なことはイマイチ理解していない」という人もいるのではないでしょうか。

そこでまず、喫煙がなぜ体に悪影響を及ぼすのか、その理由を解説します。「そんなの知ってるよ」という方も、今一度ここで振り返り、再認識していただければと思います。

▼喫煙は多くの病気のリスクを高める〝万病の元〟

たばこの有害性のポイントは、喫煙時に発生する「煙・蒸気」にあります。

国内外のさまざまな研究によって、たばこの煙にはニコチンやアルデヒド、ニトロソアミンに代表される数千種類もの化学物質が含まれており、そのなかの数十種類は発がん性物質であることが確認されています。

これらの化学物質が酸化ストレス、炎症、DNAの損傷などを引き起こし、人間の細胞にダメージを与えることから、喫煙（たばこ）は多くの病気のリスクを高めるとされているのです。

ここでもう一度、「病気のリスク」と「行動」との関係を示した図①（53ページ）を見てみましょう。**喫煙は、脳血管疾患や心疾患、悪性新生物（がん）など、代表的な病気の多くと関係している**ことがわかります。

一見想像しにくいかもしれませんが、認知症や2型のダイアベティス（2型糖尿病）、そして、う蝕（むし歯）や歯周病といった歯や口腔内の病気のリスクを高めることも報告されており、日本歯周病学会も**喫煙者は非喫煙者に比べて歯周病にかかるリスクが高く、治療しても治りにくい**と述べています（『禁煙宣言』）。

また眼の病気とも関係があり、喫煙は視力の低下をもたらす白内障や加齢黄斑変性のリスクを高めることが複数の研究結果を検証したシステマティックレビュー・メタアナリシスで示されています。

さらに、図①に示されていない多くの病気のリスクとの関わりも指摘されており、例えば、

・妊娠／出産に伴う合併症——
胎児側：低出生体重や胎児発育遅延など
母体側：早産、子宮外妊娠など
・気管支の疾患——気管支喘息（発症、増悪）

が挙げられます。**ちなみに、喫煙がリスクを高める悪性新生物（がん）ですが、肺がんだけではなく、鼻腔・副鼻腔、口腔・咽頭、喉頭、食道、肝臓、胃、膵臓、膀胱、子宮頸がんなど、多くのがんのリスクを高める**ことも改めて知っておきたい事実です（図⑩）。

このように、たばこの煙に含まれる有害物質は実に多くの病気を引き起こす原因になっており、喫煙はまさに「万病の元」となる行動といえるでしょう。

▼吸わない人でも吸わされる——受動喫煙&三次喫煙のリスク

喫煙とひと言で言っても、その中身は「一次喫煙（能動喫煙）」「二次喫煙（受動喫煙）」

図⑩ 能動喫煙による健康への影響

●レベル1　科学的根拠は因果関係を推定するのに十分である

が　ん	鼻腔・副鼻腔がん、口腔・咽頭がん、喉頭がん、食道がん、肺がん、肝臓がん、胃がん、膵臓がん、膀胱がん、子宮頸がん、がん患者の二次がん罹患、肺がん患者の生命予後、喫煙開始が早いことによる全死因死亡、がん罹患・死亡、循環器死亡のリスク増加
その他の疾患	脳卒中、ニコチン依存症、歯周病、呼吸機能低下、慢性閉塞性肺疾患（COPD）、結核（死亡）、虚血性心疾患、腹部大動脈瘤、末梢性の動脈硬化、2型のダイアベティス（2型糖尿病）の発症
妊娠・出産	早産、低出生体重・胎児発育遅延

●レベル2　科学的根拠は因果関係を示唆しているが、十分ではない

が　ん	急性骨髄性白血病、乳がん、腎盂尿管・腎細胞がん、大腸がん、子宮体がん（リスク減少）、前立腺がん（死亡）、がん患者の生命予後・再発・治療効果低下
その他	認知症、う蝕（むし歯）、口腔インプラント失敗、歯の喪失、気管支喘息（発症・増悪）、胸部大動脈瘤、結核（発症・再発）、特発性肺線維症、閉経後の骨密度低下、大腿骨近位部骨折、関節リウマチ、日常生活動作
妊娠・出産	生殖能力低下、子癇前症・妊娠高血圧症候群（リスク減少）、子宮外妊娠・常位胎盤早期剥離・前置胎盤

出典：「喫煙と健康 喫煙の健康影響に関する検討会報告書」（厚生労働省 平成28年8月）を加工して作成

「三次喫煙」という3つのパターンに大きく分けられます。それらのいずれとも距離をとることによって、たばこがもたらす病気のリスクへの悪影響を最小限にすることができます。

「一次喫煙（能動喫煙）」とは自らたばこを吸うこと、つまり喫煙者本人が自分で発生させたたばこの煙（主流煙）を吸い込むことです。

喫煙と病気のリスクの関係で最も情報があるのが一次喫煙であり、前項で示している病気は主に一次喫煙の影響をまとめた内容です。

ここで、一次喫煙によってどのくらいリスクが高まるのか、具体的な数値を示したいと思います。国立がん研究センターのレビュー研究では、**喫煙者の肺がんリスクは非喫煙者よりも日本人男性で4・4倍、女性で2・8倍増える**と報告されています。

「二次喫煙（受動喫煙）」とは、たばこを吸っている人の吐き出す煙（呼出煙）やたばこの先端から立ち上る煙（副流煙）を〝吸わされる〟という形での喫煙です。近年、注目されているため、この言葉や影響については聞いたことがある方も多いと思います。

呼出煙や副流煙にもニコチンをはじめ多くの有害物質が含まれていますが、なかでも**副**

流煙は、たばこのフィルターを通さない煙なので、主流煙よりも多くの化学物質が含まれていることがわかっています。**たばこを吸っている人のそばにいると、吸っていない人のほうが有害物質の含有量が多い煙にさらされてしまう**のです。

空気中に浮遊することで呼出煙や副流煙に含まれる有害物質の濃度は薄まりますが、それでもそれらを吸ってしまうと、多くの病気のリスクが高くなることがわかっています。

こちらも国立がん研究センターのシステマティックレビュー・メタアナリシスですが、**受動喫煙にさらされた非喫煙者の肺がんになるリスクは、受動喫煙がない場合とくらべて日本人で30%も増加する**と報告されています。

二次喫煙（受動喫煙）でも、一次喫煙と同じように脳卒中や心疾患、妊娠・出産への悪影響などが認められます。さらに子どもが受動喫煙にさらされると、気管支喘息の発症や重症化、う蝕（むし歯）のリスクが高まる可能性があるという報告もあります（図⑪）。

ちなみに受動喫煙を避けるためには、たばこを吸っている人からどのくらい距離を置く必要があるか、ご存じでしょうか。

ある研究では、1人の喫煙者によるたばこの煙の到達距離は直径14メートルの円周内に

図⑪ 受動喫煙による健康への影響

●レベル1　科学的根拠は因果関係を推定するのに十分である

がん	肺がん
その他	脳卒中、虚血性心疾患、臭気・鼻への刺激感、喘息の既往（小児）
妊娠・出産	乳幼児突然死症候群（SIDS）（※）

●レベル2　科学的根拠は因果関係を示唆しているが、十分ではない

がん	鼻腔・副鼻腔がん、乳がん
急性影響	急性呼吸器症状（喘息患者、健常者）、 急性の呼吸機能低下（喘息患者）
慢性影響	慢性呼吸器症状、呼吸機能低下、喘息の発症・ コントロール悪化、慢性閉塞性肺疾患（COPD）
妊娠・出産	低出生体重・胎児発育遅延
小児への影響	喘息の重症化、喘息の発症（※※）、呼吸機能低下、 学童期の咳・痰・喘鳴・息切れ（※※）、中耳疾患、う蝕（むし歯）

※妊婦の能動喫煙及び、小児の受動喫煙いずれもレベル1
※※親の喫煙との関連
出典：「喫煙と健康 喫煙の健康影響に関する検討会報告書」（厚生労働省 平成28年8月）を加工して作成

及ぶことが明らかとなっています（複数の喫煙者が同時に喫煙をすると、到達距離は2〜3倍になるとも）。そう考えれば、**たばこを吸っている人や屋外の喫煙所のそばを通るときは、最低でも7メートルは離れないと呼出煙や副流煙の影響を受ける可能性がある**とも言えます。近くに人がいないのに、どこからともなくたばこの臭いがする。視線を遠くに向けると、談笑している喫煙者がいた。たばこの煙がいかに遠くまで届くかを示す一例です。

現実的にそれだけ距離をとることが難しい場合もあるかと思いますが、たばこの煙の影響はそのくらい広範囲に及んでいるという認識はとても重要です。

「三次喫煙」とは、喫煙者による呼出煙・副流煙がさまざまなもの（皮膚、髪、衣類、家具、寝具、カーテン、天井、壁など）に付着し、残留した有害物質を主に吸入することによって体に悪影響が及ぶ状態を指し、残留受動喫煙とも呼ばれます。

三次喫煙の特徴は、その場ではたばこを吸っていなくても、たばこの煙に含まれる有害物質の悪影響にさらされる点にあります。

喫煙者がいる部屋に入ったとき、喫煙者のクルマに乗り込んだとき、喫煙するお客さんが使った後のカラオケボックスに入ったとき、「たばこの臭いがする」と感じることがあるでしょう。それはたばこの呼出煙・副流煙に含まれる成分が、部屋の壁や天井、クルマやカラオケボックスのソファなどにしみ込んでいるからです。それを吸い込む（たばこの臭いを嗅ぐ）ことで、たばこを吸わない人にも影響する可能性がある。「まさかそんなことが」と思うような事実が、少しずつわかってきているのです。

例えば、たばこを吸うパパが「部屋では吸わない」ようにしていても、**たばこの臭いのついた服を着て、たばこの臭いが残る手で子どもに触れると、その子が三次喫煙になってしまう可能性も否定できない**わけです。

三次喫煙は2000年以降に認知が広がってきた新しい概念で、まだ情報が多くはありません。しかし三次喫煙によって人の体内に有害物質が蓄積することで、一次・二次喫煙と同様に私たちの細胞に障害をおこすことが報告されているのです。

「衣服やカーテンを洗濯すればいいのでは」「掃除もこまめにすれば大丈夫でしょう」と思われる方もいるかもしれませんが、喫煙による煙は空間全体に広がります。部屋を例にとると、天井や壁・床・家具まであらゆるものに煙の中の有害物質が付着します。部屋のあらゆる場所・物をこまめに掃除することは現実的には難しいですし、付着している有害物質が掃除によって空気中にまき散らされる可能性があること、有害物質は表面だけでなく奥まで浸透するため掃除だけでは取りきれないことも報告されています。「喫煙可のホテルの部屋に入ったときにたばこの臭いがする」という経験をしたことがある方にはわかりやすいかもしれません。つまり、**掃除・洗濯などで三次喫煙の影響を完全に取り除くことはできない**、ということなのです。

たばこによる病気のリスクは、喫煙者だけに引き起こされるわけではありません。

二次喫煙、三次喫煙によって、自分は吸わないのに他人が吸ったたばこの煙にさらされ、喫煙者と同じように病気のリスクが高まってしまうことも十分に起こり得ます。

そのような〝割に合わない〟状況を回避するためにも、たばこを吸わない人こそ「たばこの煙に近づかず、できるだけ距離をとる」ことを心がけるべきだと思います。

▼「新しいたばこ＝リスクのないたばこ」ではない

かつて主流だった紙巻きたばこに加えて、現在では煙が出ない「新型たばこ」も登場しています。ここで言う新型たばことは「加熱式たばこ」と「電子たばこ」を指します。

加熱式たばこは、たばこの葉を使用しますが、燃焼させるのではなく葉を加熱して発生させた蒸気（エアロゾル）を吸うタイプ。もう一方の電子たばこは、たばこの葉を使わず、液体（リキッド）を加熱して発生させた蒸気を吸うタイプで、いずれも〝煙〟ではなく〝蒸気〟を吸うものです。

これらの新型たばこは「紙巻きたばこよりも有害性が低い」といわれており（そうした触れ込みで普及した部分もあるように思います）、世の中でもそう考えられがちです。そのため「新型たばこに変えれば、喫煙によるリスクも下がる」と考えて紙巻きたばこから〝乗り換える〟喫煙者の方もいらっしゃいます。

たしかに、紙巻きたばこに比べて、新型たばこに含まれている有害な成分の量は少ないと報告されていますが、実は、成分量の少なさが病気のリスクを減らすのかは、現段階ではわかっていません。

今はまだ新型たばこに関する情報が十分ではなく、明らかになっていない点がありますが、一方で、**新型たばこにも細胞にダメージを与える有害物質や発がん性物質が含まれていること、心臓や肺の病気、歯の病気などと関係があるとする報告も出てきています。**

水にくぐらせたたばこの煙を吸い込む「水たばこ（シーシャなど）」も一般的に、有害物質は含まれており、肺や口腔を含む複数のがんのリスクと関係があると報告されています。

つまり、新型たばこや水たばこにも有害物質が含まれていることに変わりはなく、喫煙によるリスクをなくすことはできないのです。日本医師会でも、従来の紙巻きたばこだけではなく、新型たばこ、水たばこについても禁煙をすすめています。


「どんなたばこでも有害性はゼロではない。たばこによる病気のリスクはなくならない」という認識と、「自分で吸わないだけでなく、たばこの煙、そして蒸気からも距離をとる」という行動が、たばこ関連の病気のリスクの低減につながっていくのです。

習慣②　体重管理――「適正な体重&お腹周り」をキープする

2つ目に行っていただきたい行動は「体重（体型）」のマネジメントです。

この項目でのポイントは2つ。1つは「自分の適正体重をキープする」というアプローチ。もう1つは、「適正なお腹周り（腹囲）をキープする」というアプローチになります。

体重管理には、肥満や低体重、ＢＭＩや体脂肪、内臓脂肪、メタボリックシンドロームなどいくつものキーワードが関わってきます。

ただ、基本となるのは**「体重」にせよ「お腹周り」にせよ、「自分にとっての」「適正・適切な数値や範囲」を意識することの重要さ**です。とくに体重は、ついつい人と比べたり、過剰なダイエットに走ったりと、逆効果になってしまう落とし穴もあります。

本書のテーマでもある**「病気のリスクを減らす」ためには、常に「適正」という意識を忘れないでいただきたい**と思います。

「適正な体重&お腹周り（腹囲）をキープする」ことで、病気のリスクを効果的に減らすことができるのです。

▼体重は「適正」かどうかが、なによりも大切

体重管理というと「太りすぎ」や「肥満」に気をつけなきゃ、と考える人が多いかもしれません。たしかに今の世の中、「やせたい」「太りたくない」「スリムになりたい」といった「やせ願望」を抱えている人が多いように思います。

若い頃は「モデル体型に憧れる」「モテる体型になりたい（真偽はともかく）」と体型が気になり、歳を重ねると「太りすぎは体に悪い」と健康への意識が芽生えてくる。

そこでダイエットに励み、体重計に乗っては「1キロ減った」「2キロ増えた」とその増減を気にかける――。その気持ちもよくわかります。

ただ、病気のリスクを減らすという視点で体重管理を考えると、「体重が適正かどうか」ということ、そして、体重が多すぎるだけでなく「体重が少なすぎる」状態にも留意することが大切だということになります。

体重が多すぎる状態を肥満と言い、体重が少なすぎる状態は低体重（やせ）になります。基準の数値は後ほどお伝えしますが、**肥満も低体重（やせ）も、どちらも病気のリスクを増やすことがわかっています。**

肥満は主に体脂肪が過剰に増えている状態であり、第2章（55ページ）の図②にある代表的な病気に加え、高尿酸血症、痛風、メタボリックシンドローム、胆石症、尿路結石症、睡眠時無呼吸症候群（SAS）、肥満低換気症候群、胃食道逆流症（GERD）、肥満関連腎臓病、精神疾患など、女性の場合はさらに多囊胞性卵巣症候群、妊娠糖尿病、月経異常、不妊など、挙げればキリがないくらいさまざまな病気のリスクと関わっていることが報告されています。当然、生命予後にも影響を与えます。

一方で、低体重（やせ）は、栄養が不足したり筋肉量が低下したりしている状態で、生命予後をはじめ、脳卒中や慢性閉塞性肺疾患、感染症のリスクの増加、骨粗しょう症・骨折と関わることが報告されています。

体重が少ないことによるリスクは、一般的に年齢が上がるにつれて高くなります。ただ最近は、モデル体型への憧れなどから過度な減量をして筋肉量が減り、低体重になってしまう若い方も増えています。厚生労働省の『健康日本21（第三次）』でも、若年女性のやせが骨量の減少や低出生体重児出産のリスクなどと関連があることから、「若年女性のやせ」を減らすことが目標の1つとなっています。

例えば20歳くらいの若さで極端に体重が少ない状態は、そのときは問題がなくても将来的に病気のリスクが高くなる可能性があるということです。若い世代の女性の方はとくに、このことを頭に入れておいていただきたいと思います。

このように、**体重は多すぎても少なすぎても、病気になるリスクは上がってしまいます。**だからこそ、できる限り「適正」な体重をキープすることが大切なのです。

▼適正体重は、ピンポイントではなく幅のある「範囲」

では「適正」な体重を知るにはどうすればいいのでしょうか。

まず注意していただきたいのは、私たちそれぞれの適正体重は「◯キロです」とピンポイントで限定されるのではなく、ある程度の幅がある「範囲」であるということ。

そして、その「適正体重の範囲」を知るための指標が、健康診断などでもよく目にする「ＢＭＩ（Body Mass Index＝体格指数）」になります。

体重と身長の比率によって算出されるＢＭＩは、体重の増加と関係がある「体脂肪」の量を予測し、自分の体重が適正範囲にあるかどうかを把握するための、世界的に汎用されているシンプルな指標です。また**ＢＭＩは、生命予後や病気のリスクとも関係があることがわかっています。**

気になるＢＭＩの算出方法は次の通りです。

ＢＭＩ＝体重（kg）÷身長（m）÷身長（m）

例えば、身長が１７０㎝、体重が60㎏の方の場合、ＢＭＩは「60（㎏）÷１・７（ｍ）÷１・７（ｍ）≒20・８」となります。

ＢＭＩは「身長」という要素を組み込んでいるため、「身長に見合った体重かどうか」を判定できます。当然、身長が１９０㎝の人と１５０㎝の人で適正体重が違ってくる（身長が高い方が、より重い体重が適正となる）ことは、みなさんも想像できるでしょう。「肥満か、低体重か」は、まさにこのＢＭＩによって判定されます。そしてその判定基準は次のようになります（ちなみにＢＭＩの判定基準は国によって異なります。ここで挙げる数値は、日本肥満学会による日本人向けの基準になります）。

ＢＭＩ「25以上」が肥満、「18・5未満」が低体重

先に述べているように、肥満あるいは低体重だとリスクが高まりますので、「適正」な「範囲」は肥満でも低体重でもない「18・5以上25未満」にあることがわかります。

さらに、「病気のリスクを減らす」という視点でみてみると、もっと狭まった範囲が「適

正」であることがみえてきます。

厚生労働省がまとめている『日本人の食事摂取基準（２０２０年版）』では、目標とするＢＭＩが定められています。これは生命予後や高血圧・ダイアベティス（糖尿病）、さらにはフレイル（加齢にともなう心と体の機能低下）を考慮して設定されたものであり、年齢によって異なっていますが、大事なポイントは、**「年齢とともに、BMIの下限は上がる」**ことです。つまり、年齢が上がったら「18・５以上なら大丈夫」とは必ずしもいえないということになります。

さらに、ＢＭＩの上限に関しても、重要な情報があります。

・高齢でない場合（30〜59歳）、BMIで男性「22・2」、女性「21・9」が健診で異常所見がもっとも少ない数値

・高齢でない場合（65歳未満）、BMI「23」を上回ると高血圧、ダイアベティス（糖尿病）、脂質異常症、高尿酸血症、脂肪肝などが発症するリスクが増える

これらは日本人を対象にした研究報告であり、例えば、日本糖尿病学会でも、「65歳未満

の糖尿病がある方の目標体重はＢＭＩ『22』と定めています。そうであるならば、病気になる前から、リスクが高まるＢＭＩ「23」は下回っておこう、というのが私の考えです。このように、ＢＭＩでみる「適正」な体重の「範囲」は、年齢によっても変わってくるのです。そして、これらのＢＭＩの情報をまとめたものが、「病気のリスクを減らす」上では、適正な体重の範囲になると、私は考えています。

▼ＢＭＩと年齢から「自分の」適正体重を知る

それでは、みなさんがもっとも気になるであろう「自分の」適正な体重についてお伝えしたいと思います。

「自分の」適正体重の範囲はＢＭＩに加えて、年齢を加味することでわかります。１０６・１０７ページ図⑫の「年齢別適正体重早見表」は、ＢＭＩを計算する手間を省き、年齢層別（18～49歳、50～64歳、65歳以上の３パターン）に作成していますので、簡単に「自分の適正な体重の範囲はこのくらいだな」と把握することができます。

見方は簡単。まず「自分の年齢」が含まれる表を見て、縦軸から「自分の身長」を探します（2㎝刻みのため、もっとも近い値を選んでください）。

選んだ身長と同じ段の「白地色部分が、「自分の適正体重の範囲」となります。

現在の体重がその範囲内ならば体重は「適正」、それより多いあるいは少なければ、あくまで「病気のリスクを減らす」という視点からは、適正から外れているということです。

例えば「30歳・身長170㎝・体重60kg」の人は、「18～49歳」の表の「170」の段を確認します。適正な体重の範囲は、白地色部分に記されている「53kg以上、66kg未満」となり、現在の体重（60kg）は適正範囲内であることがわかります。

「年齢別適正体重早見表」の色分けの境は、先に示したBMIに関するさまざまな値に基づいたものですが、各表の一番下にはBMIを記しています。

それでは、106・107ページの「年齢別適正体重早見表」を参考に、「自分の適正な体重の範囲はどのくらいなのか」を確認してみましょう。

重(kg)				
70	71	75	78	81
68	70	73	76	79
67	68	71	74	77
65	67	70	73	76
64	65	68	71	74
62	64	66	69	72
61	62	65	68	71
59	61	63	66	69
58	59	62	65	67
56	58	60	63	66
55	56	59	61	64
54	55	57	60	62
52	54	56	58	61
51	52	55	57	59
50	51	53	55	58
48	50	52	54	56
47	48	50	53	55
46	47	49	51	53
45	46	48	50	52
43	44	46	48	50
42	43	45	47	49
21.5	22	23	24	25

BMI → 肥満

●65歳以上

身長(cm)	体 重(kg)							
180	60	62	65	70	71	75	78	81
178	59	60	63	68	70	73	76	79
176	57	59	62	67	68	71	74	77
174	56	58	61	65	67	70	73	76
172	55	56	59	64	65	68	71	74
170	53	55	58	62	64	66	69	72
168	52	54	56	61	62	65	68	71
166	51	52	55	59	61	63	66	69
164	50	51	54	58	59	62	65	67
162	49	50	52	56	58	60	63	66
160	47	49	51	55	56	59	61	64
158	46	47	50	54	55	57	60	62
156	45	46	49	52	54	56	58	61
154	44	45	47	51	52	55	57	59
152	43	44	46	50	51	53	55	58
150	42	43	45	48	50	52	54	56
148	41	42	44	47	48	50	53	55
146	39	41	43	46	47	49	51	53
144	38	39	41	45	46	48	50	52
142	37	38	40	43	44	46	48	50
140	36	37	39	42	43	45	47	49
	18.5	19	20	21.5	22	23	24	25

低体重 ← BMI → 肥満

図⑫ 年齢別適正体重早見表

●18～49歳

身長(cm)	体 重(kg)							
180	60	62	65	70	71	75	78	81
178	59	60	63	68	70	73	76	79
176	57	59	62	67	68	71	74	77
174	56	58	61	65	67	70	73	76
172	55	56	59	64	65	68	71	74
170	53	55	58	62	64	66	69	72
168	52	54	56	61	62	65	68	71
166	51	52	55	59	61	63	66	69
164	50	51	54	58	59	62	65	67
162	49	50	52	56	58	60	63	66
160	47	49	51	55	56	59	61	64
158	46	47	50	54	55	57	60	62
156	45	46	49	52	54	56	58	61
154	44	45	47	51	52	55	57	59
152	43	44	46	50	51	53	55	58
150	42	43	45	48	50	52	54	56
148	41	42	44	47	48	50	53	55
146	39	41	43	46	47	49	51	53
144	38	39	41	45	46	48	50	52
142	37	38	40	43	44	46	48	50
140	36	37	39	42	43	45	47	49
	18.5	19	20	21.5	22	23	24	25

低体重 ← BMI → 肥満

●50～64歳

身長(cm)	体		
180	60	62	65
178	59	60	63
176	57	59	62
174	56	58	61
172	55	56	59
170	53	55	58
168	52	54	56
166	51	52	55
164	50	51	54
162	49	50	52
160	47	49	51
158	46	47	50
156	45	46	49
154	44	45	47
152	43	44	46
150	42	43	45
148	41	42	44
146	39	41	43
144	38	39	41
142	37	38	40
140	36	37	39
	18.5	19	20

低体重 ←

※体重は小数点以下を四捨五入して表示。

どうでしたか。みなさんの今の体重は、ご自身の適正体重の範囲だったでしょうか。「範囲内に収まっていた」という方は引き続き、今の体重を維持してください。

「範囲より多かった（少なかった）」という方は、適正範囲に近づけるように体重を調整していきましょう。

ただ、適正体重の範囲はあくまでも目安です。もし範囲から外れていても、過剰に心配する必要はありません。大事なのは「今の体重は適正範囲外だ」と自覚すること、そして、少しずつでも体重管理・調整への取り組みを始めることです。

体重は、基本的に「食事」と「身体活動」によるエネルギーバランスによって決まります。そのため体重を調整する場合、食事（によるエネルギー摂取）と身体活動（によるエネルギー消費）を考える必要があります。

例えば、現在の体重が適正の範囲より多く「体重を減らしたい」という方は、食事や飲酒によるエネルギー摂取を抑えるか、身体活動によるエネルギー消費を増やすか、もしくはその両方か、といった取り組みを行うことになります。

逆に現在の体重が適正の範囲より少なく「体重を増やしたい」という方は、食事によるエネルギー摂取を増やして調整します。身体活動を減らすことは「病気のリスクを高める」ことにつながりますので、あくまでしっかりと身体活動をしつつ、食事によるエネルギー摂取を増やすイメージです。

私が考える**体重を調整する上で大切なポイントは、食事だけで調整しようとしないこと、そして続かないような無理な調整をしないこと**です。

たしかに食事でエネルギー調整をするのは簡単です（例えば、３００ｋｃａｌの菓子パンはものの数分で食べることができますが、同じエネルギーを歩いて消費するのには数十分もかかります）。しかし、この後でも述べますが、身体活動を取り入れること自体が「病気のリスクを減らす」ための大切な行動であり、「習慣」です。身体活動をおろそかにしてしまうと、それによってもたらされるメリットが得られない可能性があるのです。

そして無理な調整は続かず、いつか戻ってしまう（あるいは元の状態を超えてしまう）ことが多くあります。いわゆる〝リバウンド〟と呼ばれるものです。せっかく調整したのに戻って（あるいは超えて）しまっては、元も子もありません。

体重を減らす時も増やす時も、10の習慣の1つである「食事」と「身体活動」を上手に生かして行うようにしましょう。

ここまで、体重管理の習慣についてまとめてきました。「あの人より太っている（やせている）」とほかの誰かと比べることなく、あくまで「自分にとって」の「適正」な体重の「範囲」を知ること、そして「増やしすぎず、減らしすぎずにその体重をキープ」すること。目指すべきは「自分にとってのベストな体重の維持」ですから、向き合うのは他の誰でもない「自分自身」なのです。

▼お腹周り（腹囲）は「内臓脂肪」のバロメーター

体重管理の2つ目のポイントは、**「適正なお腹周り（腹囲）をキープする」**ことです。

みなさんも聞いたことがあるかと思いますが、「体脂肪」は主に「内臓脂肪」と「皮下脂肪」の2種類に分けることができます。内臓脂肪はその名のとおり内臓周囲にあるいわゆる〝つまめない〟脂肪であり、皮下脂肪は皮膚の下、筋肉の上にあるいわば〝つまめる〟脂肪です。

病気のリスクと深く関係しているのは「内臓脂肪」であり、メタボリックシンドローム（メタボ）は内臓脂肪の過剰な蓄積をもとに発症します。内臓脂肪の蓄積が問題なのは、高血糖・高血圧・脂質異常とその先にある心血管疾患やダイアベティス（糖尿病）などの発症リスクが高まるからです。当然、生命予後にも好ましからぬ影響を与えることがわかっています。

一方の「皮下脂肪」については、病気のリスクとの関係性が内臓脂肪ほどではないと言われています。

そう考えれば、皮下脂肪より内臓脂肪に気を配る必要があるのは言うまでもありません。ところが、ここで問題が1つ。体重やＢＭＩでは、内臓脂肪が多いのか、それとも皮下脂肪が多いのかがわかりません。ましてや体重には、体脂肪だけではなく筋肉やその他の臓器（心臓・肝臓・腎臓・骨など）の重さがすべて含まれており、体重・ＢＭＩの〝詳細〟を知ることはできないのです。

このことは、同じ身長・体重・ＢＭＩでも「日々、体を動かしているアスリートとなかなか体を動かす時間のとれない人とでは、見た目の体型が違ってくる」ことからも、想像できるかと思います。
これが病気のリスクを考える時の、体重やBMIの限界となります。

では、体重・BMIではわからない、けれども病気のリスクを高める「内臓脂肪の蓄積」を知るには、何を指標にすればいいのでしょうか。

それは、**「お腹周り（腹囲）」を測ること**です。「内臓脂肪」はとくに腹部の内臓（胃や腸など）の周囲にたまることがわかっているため、お腹周りのサイズを測ることで増減を予測できます。

内臓脂肪の蓄積を正確に測定するには腹部の画像検査（CT・MRIなど）を行い、内臓脂肪の面積を算出する必要がありますが、費用面や設備面などの問題から、手軽に測定できるものではありません。

対して、お腹周り（腹囲）を測ることは〝簡単〟で何と言っても〝安価〟です。**お腹周り（腹囲）は内臓脂肪面積との相関が高いことから、内臓脂肪の蓄積を計る指標として日本だけではなく、世界的にも用いられている**のです。

このように、ＢＭＩに加えて、定期的にお腹周り（腹囲）を測ることが、病気のリスクを高める内臓脂肪蓄積の予防につながります。

▼お腹周りは「正しい方法で」測る

内臓脂肪の蓄積を判定するためのお腹周り（腹囲）の基準は、

「男性85㎝未満、女性90㎝未満」

です。これは日本における「メタボリックシンドロームの診断基準」となるお腹周り（腹囲）であり、この数値を上回ると内臓脂肪の蓄積ありと判断する目安になります。

ただし、この目安にはいくつか課題があります。体重は身長を加味したＢＭＩで判断するのに腹囲は身長を考えなくていいのか、男性より女性の基準値が大きくていいのか、そもそも基準の数値の精度はどうなのか。そのような疑問をもたれる方もいるでしょう。

身長を考慮した指標に関してはすでに複数の研究が実施されています。代替指標としてお腹周り（腹囲）を身長で割った値（腹囲身長比・ウエストヒップ比）が提唱されているのですが、検査の精度は腹囲と変わらないことが報告されており、現時点ではよりシンプルな指標であるお腹周り（腹囲）が使われています。

また、男性85㎝未満、女性90㎝未満という基準の数値に関して、精度に限界があると報告している研究や他の数値を報告している研究もあります。例えば、２０２３年に発表された日本人56万人超の医療ビッグデータを分析した研究では、狭心症・心筋梗塞・脳卒中などの心血管病を予測する最適な値（閾値）は男性83㎝、女性77㎝であると報告しています。ただし、本研究論文内に記載されていますが、この結果は75歳以上の方は対象に含まれていないなど、解釈に注意が必要です。

このように、お腹周り（腹囲）はシンプルな指標であるが故に複数の課題があり、今後目安となる数値が変更される可能性はあると考えられますが、**「内臓脂肪蓄積が病気のリスクを高める」こと、「お腹周り（腹囲）が増えれば増えるほどリスクは高まる」ことは確か**ですので、病気のリスクを減らすためには「現行の基準（男性85㎝未満、女性90㎝未満）を1つの目安に、できるだけ基準を下回るお腹周り（腹囲）を維持する（なるべく基準値に近づけない）」ことが大切だと私は考えています。

次は、お腹周り（腹囲）の測り方についてです。お腹周り（腹囲）は内臓脂肪の蓄積を知る重要な目安なので、できるだけ正確に測る必要があります。

注意していただきたいのは、お腹周り（腹囲）と日常よく使われる「ウエストのサイズ（腰回り）」とを混同しないことです。お腹周り（腹囲）の正しい測定位置は、くびれているウエストではなく、おへその位置になります。このことを踏まえた「お腹周りの正しい測り方」のポイントは次のとおりです（図⑬）。

・「朝食の前（食事を取る前）」に
・「立位（立っている状態）」で
・「へその高さ」を
・「息を軽く吐いて、吐き切った時（呼気終末）」に測る

お腹周り（腹囲）は測定条件によって変化しますので、できるだけこれらを満たす条件

図⑬ お腹周りの測定方法

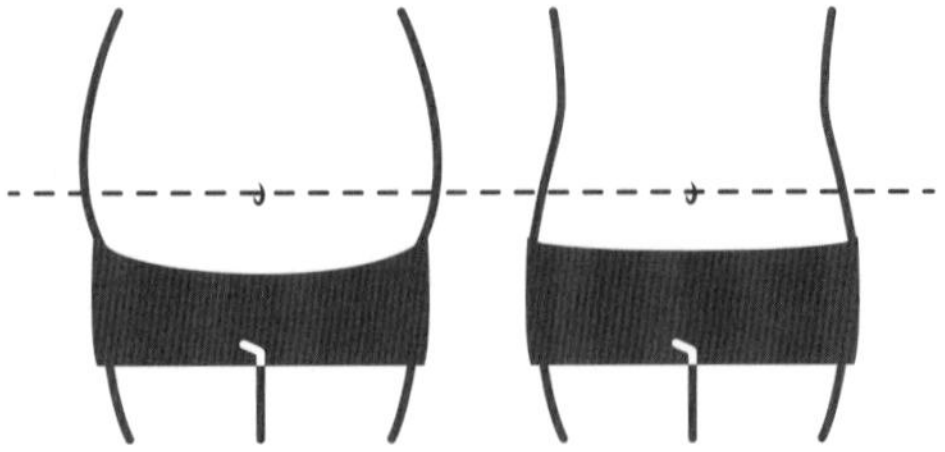

●測定時のポイント
「朝食の前（食事を取る前）」に「立位（立っている状態）」で「へその高さ」を
「息を軽く吐いて、吐き切った時（呼気終末）」に測る。

出典：「メタボリックシンドローム診断基準検討委員会．メタボリックシンドロームの定義と診断基準．日本内科学会雑誌 2005; 94. https://www.jstage.jst.go.jp/article/naika1913/94/4/94_4_794/_pdf/-char/ja (accessed May 28, 2024).」「肥満症診療ガイドライン2022　日本肥満学会　http://www.jasso.or.jp/contents/magazine/journal.html (accessed May 28, 2024)」を基に作成

の下で測定するように心がけましょう。

内臓脂肪の蓄積を防ぐもっとも効果的なアプローチは「全身を使う有酸素性の身体活動（歩く・走る・スポーツなど）」です。お腹周り（腹囲）が気になる（＝内臓脂肪の増加が気になる）方は、普段の生活に有酸素性の身体活動を取り入れることをおすすめします。前述した体重調整と同じく、食事だけで調整しようとすると内臓脂肪とともに筋肉量も大きく減ることがわかっていますので、身体活動を取り入れることが大切になります。

病気のリスクと身体活動の関係については「習慣❹身体活動」にて後述しますので、そちら

も参考にしてください。

なお、「習慣❷体重管理」は、本書の「はじめに」で述べているような通院加療中で特別な制限のある方、妊娠中や筋肉量の多いアスリートなどの方を対象としたものではないので、ご了承ください。

習慣③ 食事――「食塩を控えた健康的な食」を心がける

習慣の3つ目は「食事」のマネジメントです。

私たちの体は、私たちが食べているものによってつくられています。それゆえ、「何を食べるか、何を食べないか」は、病気のリスクにも大きな影響を及ぼします。

毎日の食事に気を配ること、食べるものを適切に〝選択〟する意識は、病気のリスクを減らす上で非常に重要な要素の1つになります。

食事へのアプローチも、ポイントは2つ。1点目は「食塩を控えめにする」、そして2点目は「健康的な食事をする」です。

▼食塩を控えめにする①――ナトリウムは多くの病気に影響を及ぼす

食事における最初のポイントは「食塩を控えめにする」です。

食塩（ＮａＣｌ）、正確にはその中に含まれるナトリウム（Ｎａ）の過剰な摂取は、食事のなかでも私たちの生活の質や生命予後などにもっとも影響を及ぼすファクターとして報告されています。

毎日の食事を見直し、マネジメントするにあたっては、まず**食塩を摂りすぎないように意識することが大切**になります。

食塩の過剰摂取がリスクを高める健康の問題といえば、多くの方が「高血圧」を思い浮かべるのではないでしょうか。

食塩の摂取量と血圧には因果関係があることは広く知られています。過剰な摂取は高血圧を招くだけでなく、血圧の上昇によって起こる心疾患や脳血管疾患、腎臓の病気のリスクを高めます。一方で、減塩することにより、正常な人も高血圧の人も、血圧が低下することが実証されています。

それでは、「血圧が高くなければ、食塩の影響は考えなくてよい」のでしょうか。決してそうとは言えません。食塩は血圧の上昇とは関係なく心臓・脳・腎臓の病気、胃がんや食道がんに直接的な影響を及ぼす可能性が報告されています。日本人を対象とした研究では、いくら、塩辛、練りうになどの特に塩分濃度の高い食品を摂る人ほど、男女ともに胃がんのリスクが高いことが示されています。

食塩摂取量の多さは、食事における最大の危険因子とも言えるでしょう。だからこそ、摂取量を控えるアプローチが、多くの病気のリスクを減らすことに直結するのです。

▼食塩を控えめにする②――摂取量の目標は「1日5～6g未満」

では、具体的にはどのくらいの量に抑えればいいのか、病気のリスクを遠ざけるための食塩の「適切な摂取量」はどのくらいなのでしょうか。

厚生労働省が『日本人の食事摂取基準（2020年版）』で推奨している食塩摂取の目標量は「成人男性が7・5g未満／日、女性が6・5g未満／日」であり『健康日本21（第三次）』ではそれらを踏まえて「7g／日」としています。

実は、WHOを始め、世界での目標量は男女とも1日5gあるいは6g未満となっており、日本ではその目標量より多めに設定されています。

理由は、厚生労働省が世界標準を念頭に置きつつも、日本人の食生活における食塩摂取量の現状や達成の可能性などを加味して設定しているためです。

しかしながら、本来、目標とすべきは「1日5～6g未満」であることに変わりはありません（日本でも高血圧など治療に関するガイドラインでは6g未満／日を目標にしています）。

事実、厚生労働省の『日本人の食事摂取基準』は5年ごとに改定されているのですが、

・2010年　「成人男性9g未満／日、成人女性7・5g未満／日」
・2015年　「成人男性8g未満／日、成人女性7g未満／日」
・2020年　「成人男性7・5g未満／日、成人女性6・5g未満／日」

と、少しずつ「1日5～6g未満」に近づいてきているのがわかります。

そもそも日本人は食塩の摂取量が多い傾向があります。厚生労働省による２０１９年の『国民健康・栄養調査』によると、１日の食塩摂取量の平均値は10・１gで、ＷＨＯの目標はおろか、日本の〝緩めな〟目標である男性７・５g未満／日、女性６・５g未満／日をも大きく上回っています。

たしかに世の中の多くの食事（とくに外食や加工食品など）には原材料としても多くの食塩が使われており、知らない間に摂取しているケースは非常に多いでしょう。

しかし、近い将来、そして5年10年スパンで将来を見据えて「病気のリスクを減らす」ことを考えれば、**食塩の摂取目標は世界基準の「1日5〜6g未満」**を念頭におくのがよいと私は考えています。

それでは、どのように日々の食塩の量を確かめ、調整すればよいのでしょうか。

食事から摂取した食塩量を知る方法は「食事の質問票や記録」と「尿検査」に大別されますが、いずれも日々の生活のなかで行うのは容易ではなく、たとえこれらの方法を用いても正確に食塩の摂取量を把握することは困難です。

そのため、食塩の摂取量を正確に把握しようとするのではなく、**食塩の摂取目標（1日**

5〜6g未満）を頭の片隅におきながら、食塩が多く含まれている食品（食塩の源）を知り、調整することが効率的・効果的な方法になるでしょう。

▼食塩を控えめにする③——一般的な「食塩の源」を知る

私たちが普段食べている食品や食材のなかには、多くの塩をもたらしてくる「食塩の源」がいくつかあります。

ここでは厚生労働省の『国民健康・栄養調査』などの報告を基にして、私たちが普段の食事で主に何から食塩を摂取しているのか、その代表的な食品を挙げています。

- 調味料（塩・醤油・味噌・だし）
- カップ麺／インスタントラーメン
- 梅干し／漬け物
- 塩蔵類（塩ざけ、塩さば、塩たらこ、すじこ、辛子明太子、いくら醤油漬など）
- 塩干類（魚介の干物など）
- パン／麺

「これ、普段よく食べてるな」と思う食品はありますか。もし、そのような食品があれば、まずはこれら「食塩の源」の量を減らしたり、食べ方や選び方を工夫する。これらの食品が食卓に並ぶことが多い方は、その頻度を見直してみるなど、効率的に食塩を減らしていきましょう。それが「病気のリスクを減らす減塩ライフ」の第一歩になります。

その際に注目したいのが、とくに多くの食塩の供給源となっている「調味料」です。**調味料の使いすぎ、調味料を多く使う料理の食べ過ぎには注意が必要**です。

一例を挙げると、「だし」には、原料をそのまま用いた「風味原料（かつおぶし、煮干、昆布など）」と、風味原料に砂糖や食塩などを加えた「風味調味料（市販の顆粒だし、液体だしなど）」があります。

風味原料は比較的食塩が少なめですが、風味調味料は食塩が加えられているものが多くあります。風味調味料を使う場合には特に、パッケージの裏にある「栄養成分表示」を確認して、できるだけ食塩が少ないものを選ぶ、あるいは食塩が過剰にならない程度に用いるなどを心がけるようにしましょう。

図⑭ 栄養成分表示の見方に注意

栄養成分表示 食品単位あたり	
熱量	●kcal
たんぱく質	●g
脂質	●g
炭水化物	●g
食塩相当量	●g

栄養成分表示は
「食品単位あたり（gあるいはml）」で
記載されていることもある

出典：食品表示法に基づく栄養成分表示のためのガイドライン第4版（令和4年5月消費者庁）を加工して作成

また醤油や味噌には「減塩タイプ」も増えています。減塩と聞くと「高血圧の人専用」「自分は血圧が高くないから普通のものでいい」と考える方もいるかもしれません。

しかし、**減塩は高血圧になった後にだけ取り組むべきことではありません。**先にも述べているように、食塩が多くの病気のリスクを高めることは明らかであり、リスクを減らすためには食塩摂取の目標量を下回ることが大切です。**「血圧にかかわらず」減塩製品を積極的に選ぶことが、日々の食塩量を減らす大きな助けになります。**

「食塩の源」はもちろん、それ以外の食品を購入するときでも「栄養成分表示」を確認する習慣は、とても役に立ちます。

日本では2020年4月1日から一般用の加工食品には、食品表示基準に基づいた栄養成分表示（栄養成分の量の表示）が義務付けられ、この表示をチェックして食品の食塩量を知ることで、摂取量の調整がより簡単にできるようになりました。含まれる食塩の量は、栄養成分表示の「食塩相当量」に記されていますので、確かめながら食品を選ぶようにするとよいでしょう。

ちなみに図⑭のように、栄養成分表示は1包装・1袋など1つの食品の総量ではなく、「食品単位あたり（gあるいは㎖）」で記載されていることがあります。

例えば、700gの鍋スープの栄養成分表示に【食塩相当量：100gあたり3g】と記されている場合、スープ1袋（700g）の食塩相当量は3g×7＝21gになります。「この食品は食塩が少ない（3g）から安心」と勘違いしないように気をつけましょう。

▼健康的な食事をする――リスクを減らす「Healthy diet」

海外における研究では、10年ほど前から「Healthy diet」という考え方が1つのキーワードとして注目されています。

この「diet」は、日本でよく使われる「ダイエット＝食事制限や運動による減量」ではなく「食事、食品、フード」のこと。つまり「Healthy diet」は「健康的な減量」ではなく「健康的な食事」を意味します。

WHOのウェブサイトにも「Healthy diet」のトピックがあり、**「生涯を通じて健康的な食事をとることは、あらゆる形態の栄養失調だけでなく、ダイアベティス（糖尿病）、心臓病、脳卒中、がんなどの非感染性疾患の予防に役立つ」**という記述があります。

そうした世界的な背景もふまえて、食事の管理における2点目のポイントは「健康的な食事をする＝病気のリスクを減らす食事をする」になります。

病気のリスクを減らすという視点で食品を考える場合は、**栄養素ではなく食品自体に目を向けることが大切**です。

なぜかというと、食品は基本的に1つの栄養素ではなく複数の栄養素を含んでいるからです。例えば野菜には、食物繊維だけではなく、水分・炭水化物・たんぱく質・ビタミン・ミネラルなども含まれています。

ですから、「どのような栄養素をとるのかではなく、どのような食品をどのくらい食べるか」に注目しましょう。そのことが**結果的にバランスの良い栄養素をとることと病気のリスクの低減につながります。**

ここでは食生活の中心となる食品群を「野菜・果物」「穀類」「たんぱく源」「牛乳・乳製品」の4種類に分けて、病気のリスクを減らす「Healthy diet」を実践するには「何を、どれくらい食べればいいのか」を探っていきます。

❶野菜・果物——野菜はたっぷり、果物もしっかり

野菜や果物は食物繊維・ビタミン・ミネラルが豊富に含まれており、これらが健康に好影響を及ぼしていると考えられています。さらに、ファイトケミカル（天然に存在し、抗酸化・抗炎症・抗ウイルス活性などを持つ植物由来の化学物質の総称）も含まれています。

ここに挙げた、食物繊維・ビタミン・ミネラル・ファイトケミカルの4つは、体へ好ましく作用する非常に重要な成分です。

そして野菜と果物は、生命予後、心血管疾患やがん、高血圧、ダイアベティス（糖尿病）、フレイルなどと、「量に応じた好ましい関係」が報告されています。

つまり、**たくさん食べる人ほど病気のリスクが低い**ということです。もちろん、この後で述べる野菜と果物以外も大切な「Healthy diet」ですので、「野菜と果物だけ食べすぎて、

他が食べられなくなってしまった」ということのないようにご注意ください。

とはいえ、「どのくらい食べればいいか」という目安は知っておきたいでしょう。厚生労働省による健康づくりの指針『健康日本21（第三次）』によれば、**野菜摂取量の目標は「1日あたり350g以上」、果物摂取量の目標は「1日あたり200g以上（可食部）」**となっています。

ちなみに、WHOや世界各国における摂取目標も大半は「野菜と果物を合わせて、1日あたり400〜500g以上」であり、日本の推奨量と近似しています。

野菜や果物については、摂取目標の量に達しなくても食べる量が多い人ほどリスクが低いことがわかっています。ですから「野菜や果物が苦手」という方も、量を気にする前に、まずは食べる習慣をつけ、そこから少しずつ摂取目標に近づけていくといいでしょう。

❷穀類——できるだけ全粒穀物を選ぶ

穀類（米、パン、麺、そば、シリアルなど）の主な栄養素は、エネルギー源として極めて重要な炭水化物（でんぷん）です。

穀物を食べるときは、精製穀物（精白米や精製された小麦粉を使ったパン、麺など）よりも、未精製の「全粒穀物（玄米や雑穀米、ライ麦、全粒粉など）」を選ぶことをおすすめします。精製穀物と違って、全粒穀物には胚芽や外皮が残されています。実はそこに、体に好ましい影響をもたらす食物繊維・ビタミン・ミネラル・ファイトケミカルが豊富に含まれているのです。

全粒穀物も野菜や果物と同様に、生命予後、心血管疾患やがん、ダイアベティス（糖尿病）と「量に応じた好ましい関係」があり、野菜・果物と同様に、**食べる量が多い人ほどリスクが低いことが報告されています**。

また、脳卒中、メタボリックシンドロームのリスクを減らす、内臓脂肪の蓄積や脂質、血圧、食後の高血糖を改善する、さらに食欲の抑制（満腹感が出やすい）や体重、腹囲を増やしにくくする、全身の炎症を抑え、免疫・腸内細菌、筋肉（たんぱく質代謝やバランスを向上）の働きを活性化する報告もあります。

まだ検証が必要ではありますが、**全粒穀物は想像以上に病気のリスクの低減に貢献する**

可能性があるのです。

最近は、全粒粉を使ったパンや麺なども増えてきています。まずは白米を玄米や雑穀米に、普通のパンやパスタを全粒粉のものに置き換えてみるなど、できる範囲で全粒穀物を食卓に取り入れることをおすすめします。

「穀物はどのくらいとるのがよいか」は、残念ながら一律に「1日〇kcal、1日〇g」と言うことはできません。厚生労働省の『日本人の食事摂取基準（2020年版）』でも炭水化物の必要量は明らかにできないということが述べられています。

その理由は、先に述べているように穀物は主にエネルギー源だからです。活動量が多い時は多くのエネルギーが必要になり、活動量が少ない時は少なめになります。例えば同じ人でも、忙しく動いている平日は必要なエネルギー量は増え、ゆっくりと自宅で過ごす休日に必要なエネルギー量は少なくなります。

日々、細かく穀物の量を調整することは現実的ではありませんが、1つの指標になると考えられるのは体重です。穀物（主に炭水化物）をとりすぎたら体重が増える、減らしすぎたら体重が減ることからわかるように、体重はエネルギーバランス（が適切か）を反映するバロメーターになるため、適正な体重を維持できている穀物の量が結果的に望ましい量であるといえます。

幸いなことに、「Healthy diet」の他の食品群はある程度、目安となる量があるので、それを踏まえた上で**体重をみながら穀物の量を調整する、というのが「病気のリスクを減らす」上での理にかなった食事になる**と私は考えています。

❸たんぱく源――大豆と魚介から良質なたんぱく質を摂る

たんぱく質は体の細胞を構成する重要な成分であり、体内ではほかの栄養素から合成できないため、食事によって適正量を摂取する必要があります。以前は炭水化物・脂質とともに〝三大栄養素〟と呼ばれていましたが、主にエネルギー源となる炭水化物・脂質と、体の構成成分となるたんぱく質では役割が全く異なりますので、たんぱく質は〝別物〟であり「しっかり摂る」という意識が大切になります。

たんぱく質を摂取する際に大事なのは「たんぱく質を何から摂るか」「たんぱく源を何にするか」です。なぜなら、それによって病気のリスクに違いが生じてくるからです。

たんぱく源となる食品は肉類、魚介類、卵、大豆製品、牛乳・乳製品などがありますが、**「病気のリスクを減らす」上では「大豆製品（豆腐、納豆など）」と「魚介類」が効果的なたんぱく源となります**（牛乳・乳製品は後述します）。

大豆製品はたんぱく質のほか、多価不飽和脂肪酸や食物繊維・ビタミン・ミネラル、イソフラボンなどのファイトケミカルが豊富に含まれている一方で、飽和脂肪酸が少ない食品です。

飽和脂肪酸はエネルギー源であるため、過剰な摂取がLDLコレステロール値の上昇や体重の増加につながるほか、それ自体が炎症を起こし、心血管疾患のリスクにつながると報告されています。

魚介類も、たんぱく源であると同時に多価不飽和脂肪酸（特にオメガ3）やビタミンを豊富に含みますが、飽和脂肪酸の割合が少ない食品になります。

病気のリスクとの関係を見てみると、大豆製品は生命予後、心血管疾患、がん、ダイアベティス（糖尿病）をはじめ、病気全般に対して好影響があり、魚介類にも、生命予後、心血管疾患、脳卒中、ダイアベティス（糖尿病）、メタボリックシンドロームなど、病気全般に好ましい関連を示す報告が多くあります。

こうした背景から、**大豆製品も魚介類も、たんぱく源として有用なだけでなく、摂取することによって病気のリスクを減らす**と考えられているのです。

ここで、その他のたんぱく源（肉類、卵など）についても触れておきましょう。

肉類のなかでも鶏肉は、病気のリスクとは大きく関わらない（リスクを上げも下げもしない）という研究報告が多く、たんぱく質を摂るための食材として有用です。

一方、**レッドミート（豚肉や牛肉など）は、食べる量が多い人ほどがんを含む病気のリスクが高いことが報告されており、たんぱく源としても摂り過ぎには注意が必要**です。

レッドミートは含まれている飽和脂肪酸など、複数のメカニズムにより病気のリスクを高めると言われているため、食べる場合は、できるだけ赤身など脂肪分の少ない部位を選ぶようにしましょう。ちなみに、レッドミートと赤身は同じではなく、レッドミートは牛、豚、羊、馬、山羊など全てのほ乳類の肉のことで、赤身は肉の種類にかかわらず、単に脂肪分が少ない部位のことを指します。

ソーセージやウインナーなどの加工肉は、加工されていないレッドミートよりも病気のリスクを高めるという報告が多くありますので、レッドミートと同じく過剰な摂取は避けるようにしましょう。

卵（鶏卵）については、コレステロール値との関連も指摘されているために、「1日に何個まで食べていいのか」という個数論争も起きました。さまざまな説がありますが、病気のリスクを総合的に考えると「1日0・5〜1個（1週間で3〜7個）程度」であれば、「Healthy diet」の1つとして取り入れることができそうです。

たんぱく質の1日の摂取目標量ですが、厚生労働省の『日本人の食事摂取基準（2020年版）』に性別・年齢・身体活動レベルを加味した目標量が示されています（図⑮）。身体活動レベルはⅠが低い（生活の大部分が座位）、Ⅱがふつう（仕事は座位中心だけど、歩行・移動・家事がある）、Ⅲが高い（仕事は移動や立位中心、あるいは活発な運動習慣がある）ですので、自分の生活に合った身体活動レベルの目標量を確かめてみましょう。

図⑮ 身体活動レベル別に見たたんぱく質の目標量（g／日）（非妊婦、非授乳婦）

性	男性			女性		
身体活動レベル	Ⅰ	Ⅱ	Ⅲ	Ⅰ	Ⅱ	Ⅲ
1〜2歳	−	31〜48	−	−	29〜45	−
3〜5歳	−	42〜65	−	−	39〜60	−
6〜7歳	44〜68	49〜75	55〜85	41〜63	46〜70	52〜80
8〜9歳	52〜80	60〜93	67〜103	47〜73	55〜85	62〜95
10〜11歳	63〜98	72〜110	80〜123	60〜93	68〜105	76〜118
12〜14歳	75〜115	85〜130	94〜145	68〜105	78〜120	86〜133
15〜17歳	81〜125	91〜140	102〜158	67〜103	75〜115	83〜128
18〜29歳	75〜115	86〜133	99〜153	57〜88	65〜100	75〜115
30〜49歳	75〜115	88〜135	99〜153	57〜88	67〜103	76〜118
50〜64歳	77〜110	91〜130	103〜148	58〜83	68〜98	79〜113
65〜74歳	77〜103	90〜120	103〜138	58〜78	69〜93	79〜105
75歳以上	68〜90	79〜105	−	53〜70	62〜83	−

出典：日本人の食事摂取基準（2020年版）厚生労働省

例えば「30歳・男性・身体活動レベルⅡ」の人の場合、たんぱく質の摂取目標は「1日あたり88～135g」で、大雑把にいえば1日100g前後ということになります。

ちなみに、たんぱく〝源〟の量と必要なたんぱく〝質〟の量とは異なるので注意しましょう。摂取の目標量は「たんぱく源の量」ではなく、含まれている「たんぱく質の量」です。

例えば、たんぱく源である「納豆」1パック（40g）を食べたからといって、たんぱく質を40g摂取できるわけではないということ。納豆1パックのたんぱく質は5～6gくらいです。生鮭1切れ（70g）に含まれるたんぱく質も15g程度です。食品を選ぶ際には、栄養成分表示などで含まれるたんぱく質の量を確かめながら、賢くたんぱく源を摂取しましょう。

❹牛乳・乳製品――低脂肪・無脂肪のものを選ぶ

たんぱく質とカルシウムの供給源として大切な役割があり、骨の代謝促進や骨密度の増加に重要な役割を果たしているのが牛乳や、チーズ、バター、ヨーグルトなどの「乳製品」

です。

牛乳・乳製品の摂取は、ダイアベティス（糖尿病）や高血圧、メタボリックシンドロームのリスク低減に好影響を与えるとする報告が多く、本項のテーマである「健康的な食事（Healthy diet）」の一翼を担う食品と考えることができます。

牛乳・乳製品のなかでもとくに推奨したいのが「低脂肪」や「無脂肪」のものです。なぜなら、牛乳・乳製品は牛などの動物由来の食品であり、含まれる脂肪分は肉類と同じ飽和脂肪酸が主体だからです。

低脂肪や無脂肪の牛乳・乳製品を選ぶことで飽和脂肪酸の摂取を控えることができ、体重の増加やダイアベティス（糖尿病）、前立腺がんのリスク低減に好影響を与えるという研究結果も報告されています。特にダイアベティス（糖尿病）に関しては、多くの研究を統合して検証したシステマティックレビュー・メタアナリシスでその有用性が報告されています。

牛乳・乳製品の摂取量の目標ですが、厚生労働省と農林水産省が定めた『食事バランスガイド』によると、適切な量のカルシウムを補うには「1日あたり牛乳瓶1本（200

㎖）」の乳製品の摂取が必要とされていますので、これが1つの目安になります。ちなみに、スライスチーズなら2枚、ヨーグルトなら200gで同程度のカルシウムを摂取できます。

健康的な食事の1つのファクターとなる**牛乳・乳製品は、低脂肪・無脂肪のものを選び、1日あたり牛乳瓶1本分（200㎖）を目標に摂取する**といいでしょう。

習慣④ 身体活動——座る時間を減らし、動く時間を増やす

4つ目の習慣は「身体活動」です。

厚生労働省が2024年1月に発表した『健康づくりのための身体活動・運動ガイド2023』によれば、身体活動とは「安静にしている状態よりも多くのエネルギーを消費する、骨格筋の収縮を伴う全ての活動」を指し、次の2つ、「生活活動」と「運動」に分けられると述べられています。

・生活活動：日常生活における家事・労働・通勤・通学などに伴う活動
・運動：スポーツやフィットネスなどの、健康・体力の維持・増進を目的として、計画的・定期的に実施する活動

身体活動と聞くと、つい「体を動かす＝運動（スポーツ、エクササイズ）」を連想しがちですが、運動はあくまでも「身体活動の一部」という位置づけです。

つまり**身体活動は「運動だけではなく、『生活活動』も含む」ということ**。本項で扱う「病気のリスクを下げる身体活動」も、これら2つの身体活動に対するアプローチになります。ちなみにＷＨＯも厚生労働省が示すのと同じような考え方で身体活動（physical activity）を捉えており、「健康増進のために、運動だけではなく体を動かすこと全体を捉える」というコンセプトは世界共通の認識となっています。

本項では、病気のリスクを下げる日常的な身体活動のポイントとして、

・座っている時間を減らす

・定期的に体を動かす
・時々、筋力トレーニング

の3つの視点から解説していきます。

▼座っている時間を減らす

身体活動というと「動くこと」ばかり考えがちですが、「体を動かす時間を増やす」ことは、視点を変えれば「動かない時間を減らす」という見方もできます。つまり**「動いていない＝座っている（座位）」状態をなるべく減らすという発想も大切**になるのです。

これは「座位行動」と呼ばれ、『健康づくりのための身体活動・運動ガイド2023』では次のように述べられています。

・座位行動：座位や臥位（横になっている姿勢）の状態で行われる、エネルギー消費が1・5メッツ以下の全ての覚醒中の行動（メッツに関しては、後述します）

実際に「座っている時間の長さ」が生命予後や心血管疾患、脳卒中、がん、ダイアベティス（糖尿病）のリスクを左右することは、多くの研究報告で明らかとなっています。さらに認知機能との関連を示唆する報告もあります。

座っている時間の長さで注目したいのは、**生活活動や運動などによって体を動かしている時間に関係なく、座っている時間が長い、ということが病気のリスクとかかわっていることです。**

例えば、座位時間と生命予後の関係を検証したシステマティックレビュー・メタアナリシスでは、座位時間が長い人ほど、生命予後が短縮するリスクが高く、さらに座位時間が8時間を超える人では、リスクが大きく上昇していました。

また、座位時間とがんの関係を検証したメタアナリシスでは、座位時間が長い人はそうでない人と比べてがんのリスクが高い結果でした（卵巣がん・子宮内膜がん〈1・29倍〉、大腸がん〈1・25倍〉、乳がん・前立腺がん〈1・08倍〉、直腸がん〈1・07倍〉）。

つまり、「毎日ジョギングしているから、長く座っていても大丈夫」ではないということ。適度に体を動かしていても、座っている時間が長ければ、その分だけリスクは高くなるのです。**座っている時間を減らすことと、体を動かすことは別々に分けて考える**必要が

図⑯ 世界20か国における平日の座位時間

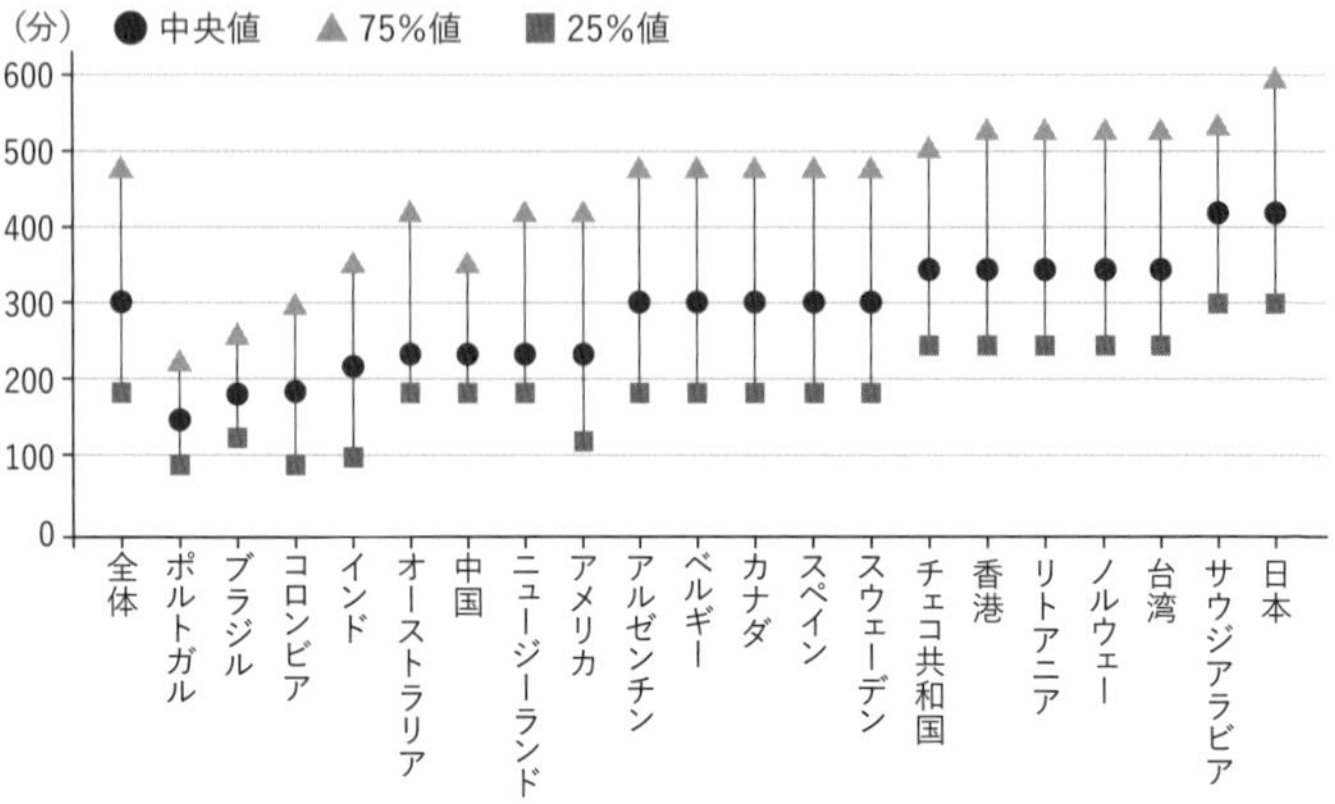

●印が集団のちょうど真ん中の座位時間、■は下から4分の1の位置にあたる人の座位時間、▲は下から4分の3の位置にあたる人の座位時間です。

出典：Bauman A, Ainsworth BE, Sallis JF, et al. The descriptive epidemiology of sitting. A 20-country comparison using the International Physical Activity Questionnaire (IPAQ). Am J Prev Med 2011; 41: 228–35

あります。

そもそも日本は、世界のなかでも「座っている時間（座位時間）が長い国」と言われています（図⑯）。

当然、座り過ぎのリスクも高いでしょう。

立っていると、それだけでも座っているときより消費するエネルギーは多くなります。ですから電車では「たとえ席が空いていたとしても、必要な時以外は立つ」、デスクワークをしている時も「ときどき立ち上がって歩く」など、まずは意識的に座っている時間を減らすことから取り組みましょう。

厚生労働省でも「無理のない範囲で座り過ぎを避けることを心がける」という啓発を行っています。

まずは意識的に座っている時間を減らすことから取り組む。それが「病気のリスクを減らす」ための身体活動の第一歩になります。

▼定期的に体を動かす

次は、体を動かす、すなわち、「生活活動」と「運動」について話を進めます。

「体を動かすのは健康にいい」ということは、なんとなく聞いたことがあるかもしれませんが、そこには2つのポイントがあります。

1つは、体を動かす「時間の長さ」です。実際に、体を動かす時間が長い人ほど、心不全、心血管疾患、メタボリックシンドローム、がん、ダイアベティス（糖尿病）、高血圧に加え、認知機能低下・認知症などの発症リスクは低いと報告され、生命予後や精神疾患の発症にも好影響を与えると言われています。

とはいっても、普段、体を動かす時間のない方にとっては、荷が重く感じるかもしれません。そこで、2つめのポイントが重要になります。体を動かすことは、「少ない時間であっても」病気のリスクを軽減する効果があるということです。もちろん、長いほど効果は期待できるのですが、**わずかな時間（1日5～10分）動く人でも体を動かす習慣のない人と比べて病気のリスクは低いことがわかっているため、「時間がないからむずかしいな」ではなく、「時間がないから少しの時間から」はじめてみる**ことが効果をもたらします。

このように、病気を遠ざけるためには、毎日の生活のなかでわずかな時間からでも「生活活動」「運動」を開始し、少しずつ増やしていくように心がけるとよいでしょう。

ただ、定期的に体を動かそうと言われても、具体的に何をすればいいのか迷ってしまう方もいるかもしれません。

参考にしたいのは、WHOや厚生労働省が推奨している「エアロビック」かつ「中強度以上」の身体活動です。

「エアロビック」な身体活動とは全身の大きな筋肉を動かして心肺機能を向上させる動き、

いわゆる「有酸素性の」身体活動のこと。体内に酸素を取り入れ、糖質や脂質をエネルギー源にして行う、筋肉への負荷が比較的軽い運動です。

エアロビックと聞くと、みんなで音楽に合わせて体を動かす「エアロビクス（ダンス）」が想像されがちですが、ダンスだけではなく、ウォーキング、ジョギング、サイクリング、水泳、さらに「通勤・通学」「余暇での歩行や散歩」「家事（掃除など）」といった生活活動の多くがエアロビックな身体活動に該当します。つまり、**日々何気なく行っていることが実はエアロビックな身体活動である、**というわけです。

次に身体活動の「強度」ですが、これは「メッツ（ＭＥＴｓ）」という単位で評価されます。メッツは身体活動によるエネルギー消費量を表す指標で、「安静臥位（横になって楽にしている状態）＝１メッツ」が基準とされ、数値が大きいほど多くのエネルギーを消費する強度が高い身体活動ということになります。そして、推奨される「中強度以上」とは、「３メッツ以上」であり、３〜６メッツが中強度、６メッツ以上が高強度です。

ここで、厚生労働省の『健康づくりのための身体活動・運動ガイド２０２３』から、３メッツ以上の具体例をお示しします。

・生活活動
「普通の歩行（3・0メッツ）」
「掃除機をかける（3・3メッツ）」
「風呂掃除や庭の草むしり（3・5メッツ）」
「普通の速度で自転車に乗る（4・0メッツ）」
「やや早歩き（4・3メッツ）」

・運動
「カートを使わないゴルフ（4・3メッツ）」
「中等度の水中歩行（4・5メッツ）」
「早歩きのウォーキング（5・0メッツ）」
「ゆっくりの水泳（6・0メッツ）」
「ジョギング、サッカー、スキー（7・0メッツ）」
「軽め（134m／分）のランニング（8・3メッツ）」

図⑰ 身体活動を行う時間の目安（中強度の場合）

出典	推奨
健康づくりのための身体活動・運動ガイド2023（厚生労働省）	20〜64歳：1日60分以上（1日約8000歩以上）
	65歳以上：1日40分以上（1日約6000歩以上）
WHOの身体活動・座位行動ガイドライン2020	少なくとも週150〜300分

「どのくらいの時間、体を動かせばよいのか」に関しても、厚生労働省やWHOが目安となる時間を示しています。当然、強度が高くなれば身体活動を行う目安の時間は短くなりますが、日常の多くの身体活動は中強度であるため、図⑰には中強度における時間の目安をまとめています。大まかには「エアロビックかつ中強度の身体活動」の場合は「1日30〜60分以上行う」ということになります。

運動を毎日30分行う時間がなくても「通勤時の歩行も含めて、毎日30分ならできそうだな」という方も多いのではないでしょうか。

なによりも、先にも述べているように「少ない時間であっても」効果が期待できますので、まずは少しの時間からでも始めること、そして目安の時間を1つの指標として徐々に増やしていくことが大事になります。

また、図⑰に示すように、目安の時間は「～以上」「少なくとも」となっており、特に上限は示されておりません。目安より「もっと体を動かしたい」という方は、無理のない範囲で体を動かすようにすれば、「病気のリスクを減らす」効果がさらに高まると期待されます。

▼時々、筋力トレーニング

「病気のリスクを減らす」という視点からは、筋肉への負荷が少ない中強度のエアロビック（有酸素性）な身体活動だけでなく、ときには筋肉に負荷をかける運動も欠かせません。

筋力トレーニング（いわゆる筋トレ）は筋肉に負荷をかけて筋力を向上させるための運動であり「レジスタンス運動」とも呼ばれます。腕立て伏せやスクワットなど自分の体重を利用して行う方法と、フリーウエイトやマシンなどの器具を用いて行う方法があります。

「筋トレ」というと、〝筋骨隆々〟の人、あるいはアスリートのトレーニング、というイメージがあるかもしれませんが、そうではありません。筋力トレーニングには、その名の通り、筋力・筋肉量向上の効果がありますが、それに加えて、筋力トレーニングをしている人はしていない人と比べて生命予後短縮や心血管疾患、ダイアベティス（糖尿病）、がんなどのリスクが低いことが報告されています。**病気のリスクを減らしたい私たちにとって、筋トレはとても有用な〝ツール〟の1つ**なのです。

筋力トレーニングが効果的な理由はまだ完全にわかっているわけではありませんが、他の身体活動との違いは筋肉にあると考えられています。というのも、筋肉は単に体を動かすだけにとどまらず〝マイオカイン〟と呼ばれる生理活性物質を産生・分泌する内分泌器官であることが明らかになってきており、筋力・筋肉量の向上が糖や脂質代謝の改善、抗炎症、抗酸化、免疫増強などをもたらし、効果につながっている可能性が報告されているからです。

病気のリスクを減らすという視点から筋肉をみると、〝見た目〟や〝パワー〟だけではなく、私たちが生きる上で大切な臓器の1つであるという認識になります。

「筋力トレーニングはどのくらい行うのがよいか」については、WHOのガイドライン等で筋力や骨密度の向上、転倒防止の効果をもとに「週2日以上」、厚生労働省（『健康づくりのための身体活動・運動ガイド２０２３』）は、生活機能の維持・向上や病気発症リスクの軽減につながる基準として、**成人や健康な高齢者に対して「週2～3日の筋トレ」を行うことを推奨**しています。

ただし、ある程度の時間（報告により異なりますが、およそ2～2・5時間／週）を超える筋力トレーニングをしている人はしていない人と比べて、生命予後短縮のリスク、心血管疾患リスクが高いとする報告があるため、現時点で**筋力トレーニングは、「週に2日以上、ただし週2～2・5時間を超えない範囲」を目安に行うのがよい**でしょう。

ちなみにこの数字はあくまで「筋力トレーニングだけ」の時間であり、前項のエアロビックな身体活動を行う時間の目安（図⑰）とは切り離して考えてください。

つまり、**病気のリスクを減らすためには、「エアロビックな身体活動を定期的に、筋力トレーニングを時々行う」が基本**になります。

▼ウォームアップ&クールダウン

身体活動を行う際に気をつけたいのが「ケガ」です。ケガをしてしまうと、体を動かすこと自体ができなくなってしまうので、ケガのリスクを減らすことも大切なポイントになります。そこで身体活動の前後で行っていただきたいのが、ストレッチング（いわゆる〝ストレッチ〟）による「ウォームアップ&クールダウン」です。

実はストレッチングには、ケガのリスクを減らすだけではなく、継続して行うことで柔軟性（関節可動域）の向上や筋力・筋量の増加、疲労の回復、さらに精神状態の安定、睡眠の質の向上といったさまざまな好ましい効果があることが報告されています。「ストレッチングをすると気分がスッキリする」「ストレッチングをした日はよく眠れるな」と感じたことがある方もいるかもしれませんが、まさにそのような効果も期待できるのです。

主要なストレッチングは、体を静止せずに筋肉を縮めたり伸ばしたりする「動的ストレッチング（dynamic stretching）」と一定方向に筋肉を伸ばした状態で静止する「静的ストレッチング（static stretching）」の2種類です。

例を挙げると、立った状態で筋肉を伸び縮みさせるのが動的ストレッチング、寝転がりながら筋肉を伸ばして静止するストレッチングが静的ストレッチングです。

身体活動を行う前のウォームアップでは動的ストレッチングを行い（身体活動の前に静的ストレッチングをじっくり行うと直後のパフォーマンス低下が報告されている）、身体活動を終えた後のクールダウンでは、より柔軟性が高まる静的ストレッチングを行うといいでしょう。

習慣5 飲酒——飲まない、飲んでも控えめに

「病気のリスクを減らす」ための行動として、避けては通れない大きなファクターとなるのが「飲酒」です。

「酒は百薬の長」とは「適量の酒はどんな良薬よりも効果がある」という意味で、古代中国の漢書からの言葉です。思えば、今からおよそ2000年も前のこと、現在のように多くの研究結果や情報が十分ではない時代の話。お酒に酔って気分がよくなる、ということを考えると「百薬の長」だと思われていたことも想像に難くありません。しかしながら、「酒は百毒の長」という逆の意味の言葉も使われているように、数多くの研究結果を踏まえ

ると「病気のリスクを減らす」ためには「酒は百薬の長」とは正反対の認識をする必要がありそうです。

▼酒に「適量」なし。飲まないに越したことはない

「病気のリスクを減らす」ためのお酒との付き合い方のポイントは、

「飲まない、飲んでも控えめに」です。

まずお伝えしたいことは「とにかく飲まないに越したことはない」ということです。

２０２４年2月に厚生労働省が公表した『健康に配慮した飲酒に関するガイドライン』には、**「高血圧（男女）や食道がん（男性）、出血性脳卒中（女性）などの場合は、たとえ少量であっても飲酒自体が発症リスクを上げてしまう」**という国内の研究結果が示されており、「個々人が疾患などの発症リスクにも着目するなどして、健康に配慮することが重要である」と述べられています。

一方、厚生労働省の『健康日本21（第三次）』では「生活習慣病のリスクを高める量とし

て、1日当たりの純アルコール摂取量が男性40g以上、女性20g以上」と記されているので、「酒はある程度までなら問題ないのでは」と捉えてしまう方もいるかと思いますが、ここで大切になるのは「1つの病気だけではなく、病気全体のリスクを減らす」という視点です。

お酒の〝量〟と病気のリスクとの関係は、病気によって異なっており、少量から影響が出るものもあれば、ある程度の量を超えるとリスクが高まると報告されているものもあります。さらに「お酒を飲むとすぐ真っ赤になる」「私はたくさん飲んでもなんともないよ」など個人差があるように、**お酒の影響は年齢・性別・体質（代謝）により異なる**こともわかっています。

本書では、あくまで病気（全体）のリスクを減らす、という視点で行動・習慣をまとめていますので、「病気（全体）のリスクを減らす」ということを考えると、「とにかく飲まないに越したことはない」ということになります。

そもそも、なぜお酒は「飲まない、飲んでも控えめに」するべきなのか。理由は周知のとおりで、お酒に含まれている純アルコール（エタノール）、あるいはその代謝産物（アセトアルデヒド）が、病気のリスクと深く関わっているからです。

飲酒によって過剰にアルコールを摂取している人は、生命予後短縮や心血管疾患、脳卒中、がん、ダイアベティス（糖尿病）、肝硬変など多くの病気のリスクが高いことが報告されています。

たしかに、狭心症・心筋梗塞やダイアベティス（糖尿病）といった一部の病気については、少量のアルコールを摂取する人はリスクが高くない（むしろ、低い）とする報告があることも事実ですが、いずれの病気もアルコールを過剰に摂取する人は、リスクが高いことに変わりはありません。

また飲酒直後には、アルコール摂取量にかかわらず心血管疾患リスクが上がる可能性があること、血中アルコール濃度の急激な上昇による急性アルコール中毒のリスクも念頭におく必要があります。

さらに、酩酊状態による転倒・ケガのリスク、「身を持ち崩す」などと揶揄されるような生活へのマイナスの影響などもあります。このように、病気（全体）のみならず、生活・

人生への影響を総合的に考えると、「とにかく飲まないに越したことはない」となるのです。

それでも「たまにはお酒を嗜みたい」という方は、厚生労働省の『健康に配慮した飲酒に関するガイドライン』にあるように「疾患などの発症リスクにも着目するなどして、健康に配慮しながら個々人の判断で嗜む」ことになるかと思います。

その際に大切なポイントは**「一度に大量に飲まない」こと、そして「連日の飲酒はしない」こと**です。先にも述べているように、少量からリスクが上がる病気〈高血圧〈男女〉や食道がん〈男性〉、出血性脳卒中〈女性〉など〉があるとわかっている以上は、「病気〈全体〉のリスクを減らす」内容をまとめている本書でこれなら飲んでもよいという量を示すことはできません。

もともと飲酒の習慣がない、普段からあまりお酒を飲まない方なら、いっそのこと「お酒は飲まない」。お酒を飲む人、お酒が好きな人でも「量を極力控える」ようにすることが、みなさんの未来の助けに必ずやなることでしょう。

▼そのお酒で摂取するアルコールの量を知る

お酒の量、アルコールの量と聞くと、お酒全体の量を思い浮かべるかもしれませんが、**病気のリスクと関わっているのはお酒に含まれる〝純〟アルコール量**です。そのため、お酒のリスクを減らすためには、どのお酒にどのくらいの純アルコールが含まれているかを知り、飲む量を調整することが大事になります。

お酒に含まれる純アルコール量は、「お酒の量×アルコール度数÷100×0・8（比重）」という計算式によって算出されます。

例えば「ウイスキー（アルコール度数40％）30㎖」と「ワイン（アルコール度数11％）120㎖」には、ほぼ同量の純アルコールが含まれています。

図⑱に代表的なお酒の種類と純アルコール量の関係をまとめましたので、ぜひ参考にしてください（純アルコール量はアルコール度数によって変わりますが、図にはそれぞれのお酒の代表的なアルコール度数を示しています）。

お酒を飲む方は「自分が普段飲んでいるお酒が、どのくらいの度数で、どのくらいの純

図⑱ 代表的なお酒の純アルコール量

種類	ウイスキー	ワイン	ビール	チューハイ	日本酒
	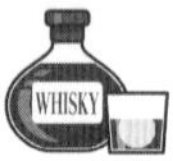	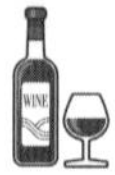	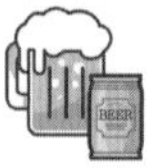	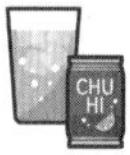	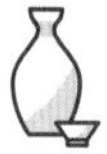
飲酒量	シングル 30ml	1杯 120ml	1本 350ml		1合 180ml
アルコール度数	40%	11%	5%	7%	15度
純アルコール量	9.6g	10.6g	14g	19.6g	21.6g

同じ種類でも、アルコール度数によって異なります（例えば、ストロング系チューハイは通常よりもアルコール度数が高く、純アルコール量が多くなる）。

出典：日本食品標準成分表 2020年版（八訂）文部科学省 https://www.mext.go.jp/a_menu/syokuhinseibun/mext_01110.html

アルコール量が含まれているか」チェックしてみましょう。

図はあくまでも目安ですが、お酒のビンや缶に記載されているアルコール度数を計算式に当てはめれば、純アルコール量がわかります。まずは自分が飲んでいる純アルコールの量を知る、そのことが「病気のリスクを減らす」飲酒習慣のはじまりになります。

習慣⑥
睡眠――短すぎず、長すぎない良質な眠りを

私たちは日々、意識することなく眠る、起きるを繰り返していますが、これは体に備わっている生理現象であり〝リズム〟として刻まれているものです（概日リズム）。つまり、**「眠り」は、体が本能的に欲している行動**です。

寝る子は育つと言いますが、しっかり寝るべきなのは「子ども」だけではありません。育って大人になってからは、病気にならず充実した人生を送るために「睡眠」への意識は不可欠なファクターとなります。また、パフォーマンスを最大限に発揮するために睡眠を大切にされているアスリートの方がいるように、**睡眠は私たちの「日々の生活の質」にも大きな影響を与えています。**これは〝徹夜〟や〝夜ふかし〟をした次の日のことを思い浮かべてみると、容易に想像がつくでしょう。

最近は睡眠の〝質〟が注目されていますが、そもそも睡眠の〝質〟とは何のことを指すのでしょうか。睡眠の質の定義は世界的にも確立されていませんが、いくつかの研究報告

を参考にすると、睡眠の質は睡眠に対する「自己満足度」で評価され、

・睡眠潜時（布団あるいはベッドに入ってから眠るまでの時間）
・中途覚醒時間（眠りについた後、途中で起きている時間）
・睡眠時間（実際に眠りについていた時間）
・睡眠効率（布団あるいはベッドに入っていた時間のうち、眠っていた時間の割合）

の４つの属性が関わっています。例を挙げると**「床に入るとすぐ眠る」「途中で目覚めることはない」「十分な時間、眠れている」睡眠は質のよい睡眠**と感じるということになります。

睡眠の質は、質問票を用いて評価します。しかし、質問票を日々用いることは非現実的です。また、睡眠を客観的に評価する方法として、例えば睡眠ポリグラフ検査（ＰＳＧ）と呼ばれる、体に多くのセンサーを付け、入院して行う検査がありますが、費用面や時間的側面から簡単に行うことはできません。そのため、日々の睡眠においては、細かいこと

は気にせずに、「ある程度」「なんとなく」把握することになります。

それでは質の良い眠りを確保しつつ、病気のリスクを減らすためには、まず何を指標にすればよいのでしょうか。それは**「どのくらい眠るか」、つまり「睡眠時間」です。**その理由は、睡眠時間と病気のリスクとの関係が多くの研究で明らかになっているから。睡眠時間は睡眠の質を左右する大きなファクターであり、睡眠時間を確保することは質の良い眠りにつながります。

ちなみに、この「睡眠時間」ですが、寝床にいて眠っていない時間も含む「床上時間」ではないことにご注意ください。

つまり「布団に入っているけれど、だいたい1時間くらいは眠らないなあ」という方の場合は、その1時間は睡眠時間には含まれないということです。

▼〝ちょうどいい〟睡眠時間は「7～8時間前後」

病気のリスクを考えたとき、確保すべき睡眠時間はどのくらいなのでしょうか。

ポイントは「短すぎず、長すぎない」です。短すぎて睡眠不足になると体に負担がかかるのは想像がつきますが、長く寝すぎるのも、それはそれでよくありません。つまり、その間を取ったところに目安とすべき〝ちょうどいい時間〟があるということです。

結論から申し上げると、若干の幅はありますが、**確保すべき睡眠時間は「一晩あたり7〜8時間前後」**です（昼寝は含まない夜の睡眠時間と考えてください）。

このことは、睡眠時間と病気のリスクとの関係性の研究結果を俯瞰すると見えてきます。睡眠時間が短すぎる、もしくは長すぎる人は、生命予後が短縮するリスクや、心血管疾患、脳卒中、ダイアベティス（糖尿病）の発症リスクが高いと報告されています。病気のリスクは睡眠時間の不足や過剰の度合いが大きい人ほど（短すぎる人ほど、長すぎる人ほど）高く、最もリスクが低い睡眠時間は、研究により違いはあるものの、「一晩あたり7〜8時間」で「前後の幅はおよそ1時間」と考えることができます。

ただし、60歳以上の方を対象としたシステマティックレビュー・メタアナリシスでは、睡眠時間が8時間を超える人は生命予後短縮のリスクが高い結果であったことから、**60歳以上の場合の上限は8時間が目安**となります。

実際に日本や世界のガイドライン・指針を見てみると、厚生労働省の『健康日本21（第三次）』では「60歳未満では6時間以上9時間未満」「60歳以上では6時間以上8時間未満」を十分な睡眠時間と設定し、米国の睡眠に関する学会による共同声明では7～9時間（18～60歳）の睡眠時間を推奨しています。

よく「歳を取るとあまり長く寝られない」という声を耳にします。たしかに年齢とともに一晩ごとの睡眠時間は短くなり、20歳以降は「20年ごとに30分前後短くなる」と報告されています。また、深い睡眠が減り、浅い睡眠が増えること、寝ている途中で起きる時間が増えること、さらには年齢とともに寝起きの時間が前にずれる（早寝早起きになる）ことも〝短い眠り〟を感じる要因になっているでしょう。

しかしながら、60歳以上の場合、ちょうどいい睡眠時間の上限は8時間と狭まるものの、若い人たちと大きく変わることはありません。したがって、例えば**「60歳を超えてから睡眠時間が4、5時間になった」というような場合は少なすぎる可能性がある**ということになります。

ちなみに、ここで示す目安は成人（20歳以上）を対象にしたものであり、0～20歳ではおよそ9～17時間が目安とされています（年齢が上がるにつれて少しずつ減るイメージです）。自分が子どもだった頃、あるいは子どもたちが「よく眠るなあ」と感じるのは、そもそも必要な睡眠時間が長いためです。ですから親御さんがお子さんに、あるいはお子さんが親御さんに睡眠時間を合わせようとすると、どちらかが睡眠不足あるいは睡眠過多になる可能性があることは頭に入れておくとよいでしょう。

また、ごくまれに、遺伝的に睡眠時間が短い（はっきりとわかっていませんが、およそ4～6時間以下）「ショートスリーパー」と呼ばれる人がいますが、このタイプの人が先に示した「7～8時間前後」という睡眠時間を目指すべきか否かはわかっていません。レアケースのショートスリーパーは別にして、**基本的には目安となる「一晩あたり7～8時間前後」の中で、日中に眠気を感じることのない、過不足のない睡眠時間を確保する**ことが大切なのです。

一晩あたり7～8時間前後の睡眠時間を確保するためには、意識して時間を作る必要があります。例えば「夜遅くまで仕事をして、朝は早くから出社する」ような睡眠時間が短い生活スタイルの方は、「病気のリスクへの影響」も考えながら、今一度、日々の行動を見直し、眠るための時間を増やせないか検討することが第一歩になります。

▼睡眠衛生に学ぶ「睡眠の質を上げる極意」

そもそも「眠り」は意識が落ちている時間であり、「7～8時間眠ろう」「質の良い睡眠をとろう」と思ってできるものではありません。あくまで眠りは〝結果〟であり、短すぎず長すぎない良質な眠りを確保するには「眠るための環境をどう整えるか」が大切になります。そして、「眠るための時間はある、けれどもなかなか寝付けない」「いくら寝ても眠い」といった悩みを持っている方が、睡眠の課題を解消し、睡眠の質を向上させるためのアプローチが「睡眠衛生」です。

睡眠衛生は、日本の厚生労働科学研究班・日本睡眠学会が作成した診療ガイドラインの不眠症治療アルゴリズムにも組み込まれるなど、治療法の1つに位置付けられているものでもありますが、誰でも取り組めるシンプルなものです。

前述したように、私たちはおよそ24時間周期のリズム（概日リズム）で、眠る、起きるを繰り返しています。この概日リズムを形成している中枢は脳（視交叉上核〈SCN〉）に存在しており（体内時計の中枢）、「光刺激」を感知することでリズムを調整しています。**太陽が沈むと暗くなり、暗くなると眠くなる。私たちの体は本来、太陽の光に合わせて行動するようにできている**と言えます。そして、この**光を含む「刺激」をマネジメントすることが、睡眠衛生の大きなポイントになります。**

ここでは、数ある睡眠衛生の事柄のなかから、有益な研究結果のあるものをセレクトし、「寝る前」と「日中」の時間帯にわけて紹介します。

▼寝る前――覚醒を促す刺激を遠ざける

「寝る前」のポイントは、**「脳と体を眠りに向かわせる（覚醒を促す刺激を与えない）」**ことです。

「煌々と輝く部屋の明かり」
「寝る前になんとなく触れるスマホ」

「夜中に楽しむテレビ番組」
「遅くまで続くデスクワーク（蛍光灯・PC）」

このような現代社会の「夜の光」である**照明・電子機器は、睡眠と覚醒の概日リズムを乱し、睡眠の妨げとなることが報告されています。**

「脳と体を眠りに向かわせる（覚醒を促す刺激を与えない）」ためには、これら夜の光を意識し、「夜は部屋の明かりを抑えめにする」「寝る前はスマホを遠ざける」「テレビやパソコンの使用はある程度の時間までに終わらせる」ようにするとよいでしょう。

加えて「光以外の刺激」も睡眠に影響することがわかっています。例えば、「寝る前の身体活動」。夕方の時間帯に体を動かすのは日中に行うのと同じく睡眠に好ましい影響を与えますが、寝る直前に体を激しく動かすと、逆に睡眠を妨げてしまいます。

せっかく、体が眠る態勢になっているのに、そこで体を動かすと、興奮して覚醒の状態に戻ってしまうのです。具体的な目安ですが、いくつかの研究報告を踏まえると、**少なくとも寝る「60分以内」の高強度の身体活動は控えるのがよい**でしょう。

▼日中――日に当たり、体を動かす

睡眠の質は、日中の過ごし方にも左右される――。一見、睡眠とは関係がなさそうに思える日中の時間帯ですが、夜、質の高い睡眠を得るためには、起きているときの行動を見直すことも重要になります。

まず意識したいのは「**しっかりと日に当たる**」ことです。後の「習慣❼日光対策」で述べるように、太陽の光は私たちの気分にも好ましい影響をもたらしますが、同時に**体内時計をリセットし、概日リズムを調整します。**

概日リズムのカギが光であるならば、夜の光刺激を抑えるだけではなく、日中、意識的に光刺激を受けることで自ら適切なリズムをつくりだす、そんな行動が大切になるということです。

また「晴れた日は気持ちがいい」と感じるように、太陽光への曝露は、睡眠の質のみならず日中のパフォーマンスやメンタルヘルスにも好ましい影響があると言われていますので、そのような効果も期待しつつ、「しっかりと日に当たる」ように心がけましょう。

そして**「適度に体を動かす」こと**もポイントです。日中に体を動かすことと睡眠の質との好ましい関係を示す報告は比較的多くあります。この理由としては、身体活動によって脳内報酬系に関わる内因性カンナビノイド系が活性化され、不安を緩和し気分を和らげるとともに概日リズムを調整すること、セロトニンやノルエピネフリンなどの神経伝達物質の産生が気分の安定につながること、身体活動による抗炎症、免疫増強、自律神経系の安定化、代謝の向上など、複数のメカニズムが寄与していると考えられます。

「日中の睡眠＝昼寝」はどうなのでしょうか。

頭が冴えて作業効率が上がるなどと言われている昼寝ですが、昼寝をするときに気をつけたいのが「長さと時間帯」です。

というのも**「長時間の昼寝、あるいは午後遅い時間の昼寝」は、夜の睡眠に影響を及ぼす**ためです。睡眠覚醒サイクルへの影響は、結果的に夜の眠りの質（睡眠時間も含めて）が低下し自律神経系を不安定にすること、あるいは昼夜合わせた睡眠・床上時間が長くなることで身体活動の不足をもたらすことなどが考えられています。

さらに過度な（長すぎる）昼寝は、生命予後短縮や心血管疾患、ダイアベティス（糖尿病）や高血圧、さらに肥満やメタボリックシンドロームのリスクを高めることがシステマティックレビューやメタアナリシスを含めて報告されています。

例えば、60歳以上を対象とした研究では、習慣的に30分以上の昼寝をしている人は、昼寝習慣がない人と比べて、生命予後短縮のリスクが1・27倍に増加するという研究結果があります。

あくまで1つの目安になりますが、研究報告を踏まえると、昼寝をするときは「できれば30分以内（アスリートなどはより多くの時間がよいとする報告があり、状況により異なります）」、そして「できるだけお昼に近い時間帯」がよいと考えられます。

▼規則性——睡眠のリズムを保って〝体内時計のずれ〟を防ぐ

最後に睡眠の「規則性」に関して、簡単に述べさせてください。

「24時間眠らない」現代社会では、仕事によっては「夜間に働いて、寝るのは日中」という昼夜逆転の生活をしている方も少なくないでしょう。私自身、救命救急医として働いていた時はまさに「昼夜逆転」の毎日でした。今思えば、その頃の体調は今現在のそれと比べて明らかによくありませんでしたが、当時は患者さんに対応することに気持ちが向いており、自分自身を見つめることができていませんでした。

そのような昼夜逆転の生活や、仕事のある平日と休日の睡眠スケジュールに大きな差があるソーシャル・ジェットラグ（社会的時差ボケ）と呼ばれる状態は、体内時計を乱し睡眠覚醒サイクルなどの概日リズムに狂いを生じさせます。

そして、これらも病気のリスクを高める可能性があることが指摘されています。例えば、**シフトワークを行っている人は、そうでない人と比較して、メタボリックシンドロームの発症リスクが1・06倍、心血管疾患の発症リスクが1・15倍増える**という報告があります。当然、〝徹夜〟や〝夜ふかし〟なども体内時計を乱すため、睡眠だけではなく、健康問題にも関わってくる可能性が報告されています。

このように、質の高い快眠を得るためには睡眠の「規則性」、すなわち「寝る時間と起きる時間のバラつきをなくす」ことも「睡眠衛生」の大切なポイントになります。ただし、寝る時間や起きる時間には個人差があると言われていますので、無理して寝起きの時間を厳密に定めるよりも、「日中は日に当たり、体を動かし」「寝る前は覚醒を促す刺激を遠ざけ」ながら、自分の体のリズムにしたがって「眠くなったら寝床に入って眠る準備をする」ことを心がけるといいでしょう。

これらの睡眠衛生を実践することが、ちょうどいい睡眠時間をもたらし、ひいては質の良い睡眠へとつながります。

ここで気を付けていただきたいのが、「就寝中に何度もトイレに起きてしまうため眠りが続かない」「眠っているときに、息が詰まったり息苦しい感じがある」といった症状がある場合です。このようなケースでは、何かの病気が隠れている可能性があるということ。病気が原因の場合、睡眠衛生の見直しだけでは改善が困難なため、医療機関へのご相談をおすすめします。

習慣⑦

日光対策——日焼け対策をしつつ、日に当たる

続いては「日光対策」です。

日光が体に及ぼす影響と聞くと、真っ先に思い浮かぶのは「紫外線」でしょう。たしかに紫外線は病気のリスクにかかわる非常に大きなファクターと考えられています。

ただ、地上に届く日の光には「紫外線（日光全体の約5％）」「可視光線（全体の約50％）」「赤外線（約45％）」の3種類があり、近年は紫外線以外の可視光線や赤外線にも健康に与える好ましくない影響が報告されています。

日光への対策は紫外線だけではなく、降り注ぐ光線すべてを意識して取り組むことが「病気のリスクを減らす」ためには大切です。

日に当たりすぎる（主に紫外線を過剰に浴びる）ことが、皮膚（がんなど）や眼（白内障など）の病気のリスクを高めることは以前から知られています。

また、病気とは異なりますが、日光がもたらす体への身近な影響に「光老化（photoaging）」があります。光老化とは、長期間にわたって日光を浴び続けることによってひき起こされる肌の老化現象を指します。**年齢を重ねるとともに肌も老化していきますが、その原因の約8割がこの光老化によるもの**といわれています。そのため日光への対策は、若々しい肌を保つことにもつながるのです。

その一方、近年では「日に当たらなすぎる＝日に当たる時間が少ない」ことも、生命予後短縮や心血管疾患、骨折や骨密度の低下、皮膚以外のがん、高血圧、ダイアベティス（糖尿病）、メタボリックシンドローム、自己免疫疾患などの病気のリスクに関わるという報告がでてきています。

さらに、日中に日光を浴びることで、「習慣❻睡眠」で述べたような「夜の睡眠の質」が向上することに加えて、精神面の安定や日中の活動意欲の向上、骨形成に関わるビタミンDの生成などのメリットも言われています。

日に当たることにはリスクもあれば、メリットもある。そのため、その両方を理解しつつ、両者のバランスを考えながら日光と向き合うことが重要になります。実際、このバランスをとることは簡単ではありませんが、私たちがするべきことはシンプルで「日焼け対策をしつつ、日に当たる」ことです。

▼日光のリスク&ダメージを回避するための日焼け対策

「日焼け」は日に当たりすぎたことによって皮膚にダメージ（炎症）が及んでいる状態の

ことです。厳密には、日焼けをしていなくても皮膚にダメージが及ぶことはあるのですが、日々の生活ではそこまで細かく評価することはできません。したがって、「まず日焼けをしない」ことは「日光への対策ができているかどうか」を判断する1つの目印になります。

そこで、ここからは環境省の『紫外線環境保健マニュアル2020』やさまざまな研究報告を基に、日焼け対策のコツをまとめていきたいと思います。

対策❶　いつでも、どこでも対策する

気象庁の紫外線に関するデータによると、日本における紫外線量の年間推移は夏（特に6〜8月）がもっとも多く、全体のおよそ40％にのぼっています。これは逆に言うと、残り60％の紫外線は夏以外に降り注いでいることを意味しているため、「夏だけではなく春・秋・冬も含めて」1年を通した日焼け対策が効果的であるということになります。

また時間帯で見ると、1日の70〜80％の紫外線は午前10時から午後2時の間に集中しています。これも同じく、残りの20〜30％はそれ以外の時間帯に降り注いでいるということなので、やはり昼間だけでなく、「日の出から日の入りにかけて」の日中の時間すべてで対

策をすることが望ましいでしょう。

天気によっても紫外線の量は変わります。晴れている日は当然ですが、太陽が隠れて日差しがない曇りの日でも紫外線の最大90％は地上まで届き、雨の日もゼロにはなりません。ですから「天気に関係なく」日焼け対策への意識は持っておく必要があるのです。

屋内では外にいるときに比べて紫外線を浴びる量は少なくなりますが、この場合でも、まったく浴びていないわけではありません。窓から差し込む日差しに当たることもあれば、休憩や食事などで外出した際に浴びることもあるでしょう。「ほとんど外出しない日でも」紫外線の影響はゼロにならないと心得ておきましょう。

対策❷　日焼け止めを活用する

紫外線などによる影響から肌を守るために欠かせないアイテムが「日焼け止め」です。日焼け止めにはさまざまな製品がありますが、使用する際には「**十分な効果がある日焼け止めを、十分な量つけ、それを維持する**」ことが重要になります。

日焼け止めの「効果」を知るには、製品に表示されている「SPF（Sun Protection Factor）」や「PA（Protection Grade of UVA）」を確認しましょう。人の体に届く紫外線にはUVAとUVBの2種類があり、いずれも細胞にダメージを与えますが、SPFはUVBに対する防御効果を、PAはUVAに対する防御効果を表しています。

したがって日焼け止めはUVAとUVB両方に効果があるものを選ぶといいでしょう。日光の影響は対策❶で述べた季節・時間帯・天候以外に、日光を浴びた時間や皮膚の色によっても変わってきますが、皮膚の色も考慮して日焼け止めの推奨をまとめた国際的なエキスパートパネル（専門家の会合）の研究論文を参考にすると、日本人の皮膚色の場合は「SPF50＋」「PA＋＋＋＋」、さらに「耐水性」の日焼け止めを選ぶのがよいと考えられます。

日焼け止めの〝盲点〟の1つと個人的に感じているのは、日焼け止めを十分量つけていない可能性があるということ。実際には必要な量の半分以下しか用いられていないとする研究報告もありますので、製品ごとの使用方法を参考に、重ねづけ（連続で2回つける）などで十分な量（塗布した際の厚み）を確保するようにしましょう。

さらに、日焼け止めの効果を持続させるには、時間が経過した後の「つけ直し」も必要です。皮膚につけた日焼け止めの量（厚み）は、とくに何もしなくても毛孔《けあな》への広がりや皮脂、軽度の発汗などによって、時間とともに減っていきます。ましてや運動後や海・プールでの水浴後は、多くの量が落ちてしまいます。

ここに記した日焼け止めについての内容はあくまで一般的な特徴であり、個々の製品によって異なる場合があるため、具体的な特徴は製品ごとに確認するようにしましょう。いずれにしても、「十分な効果がある日焼け止めを、十分な量つけ、それを維持する」ことが「日焼け止めで日焼けを止める」効果的な方法になります。

対策❸　日差しを遮る〝衣類〟や〝陰〟を組み合わせる

日焼け止めをつけてさえいれば大丈夫、ならよいのですが、そう上手くはいかない時もあります。例えば、時間がなくて日焼け止めのつけ直しができない時もあるでしょうし、そもそも体全体に日焼け止めをつけるのは至難の業です。それを補うのが、日傘・帽子・衣服・サングラスや木陰・日陰になります。

日傘を選ぶときは、紫外線を効果的に遮断できるUVカット機能のあるものを選びましょう。最近では紫外線だけではなく、可視光線・赤外線にも対応した「完全遮光」と呼ばれる日傘や晴雨兼用日傘も登場していますので、気に入ったものを探してみるとよいでしょう。

帽子は、ツバの大きなものほど日光を遮断する効果が大きいとされています。帽子だけでは日焼け対策として十分とは言えませんが、それでも一定の効果は得られますし、おしゃれアイテムの1つとして活用もできます。さらに、「頭皮への影響」も見逃せません。頭部が日光にさらされ続けると、頭皮の細胞がダメージを受けてしまうからです。そのため、日光の直射を遮って頭皮を保護する意味でも、外出時には帽子を着用する、あるいは日傘を使うなどの工夫をしたいものです。

マリンスポーツや海水浴をする際に紫外線から肌を守るための「ラッシュガード」も日光の影響を減らすのに効果的ですが、普段、着用する衣服でも多少は日光の影響を遮ることができます。最近では、紫外線カットなど日差しを遮る製品も多く見かけるようになりましたが、そうでない製品は効果が十分とはいえないため、あくまで補助的な対策になります。

サングラスは、主に眼への影響（白内障などのリスク）を軽減します。大きさや製品によって日差しを遮る効果は異なりますが、眼を守るため、病気のリスクを減らすという観点からも取り入れたいアイテムです。

これらの日差しを遮る〝衣類〟の効果は、いずれも製品の仕様に依存する部分が大きいため、個々の製品の特徴を確認しながら選ぶようにしましょう。

木陰や日陰に入って直接的な日差しを避けることは、もっともシンプルな日焼け対策の1つです。木や建物の「陰」は、季節や時間帯によって異なるものの、最大80％程度まで紫外線を遮る効果があると言われています。
また日陰ではありませんが、高層ビル群に囲まれた場所でも、条件がよければ紫外線は90%程度カットされることがあります。外出時、特に日焼け止めや日傘・帽子を使っていない場合にはできるだけ木陰や日陰になっている場所を歩くとよいでしょう。

ここまで日焼け対策を3つにまとめてお伝えしました。日焼け止めも、日差しを遮る〝衣類〟や〝陰〟も単独で十分な効果が得られるわけではないため、組み合わせて行うことが大切になります。

また、「こうした日焼け対策を実践すると、先に述べた『日に当たることのメリット』が失われるのでは」と考える方もいるかもしれません。しかし、例えばビタミンDは日焼けをしない紫外線量でも産生されるため、しっかりと日焼け対策をしても、日に当たりさえすればその効果は得られると考えられます。
日に当たる時間の目安に関しては、季節・時間帯・天候以外に、標高・緯度なども関わってくるため、一概に言うことはできません。ただし、1日24時間という時間の限りはありますので、デスクワークで日中は建物の中にいるという方は、朝の通勤や昼休憩時に日に当たるようにするなどの工夫をすることが現実的な方法になるでしょう。

日光による影響は蓄積されていくため、できるだけ若い頃から日焼け対策を実践することが効果的です。ただし、年齢が上がっても影響の蓄積は続いていくので、思い立った時からでも対策を始めることで、それ以降のさらなる影響の蓄積を抑えることが期待できます。

習慣⑧

口腔ケア――むし歯・歯周病をできるだけ減らす

病気のリスクは、お口の中（口腔）の環境にも左右される――。

近年、歯周病など口腔の病気と、全身の病気との関連性が明らかになってきています。病気のリスクを減らすためには、口腔内の環境をメンテナンスして、「むし歯・歯周病をできるだけ減らす」ことが大切になるのです。

むし歯・歯周病と言えば口の中の代表的な病気です。これらの病気が発症すると痛みや不快感などを伴いますが、実は、影響はそれだけに留まりません。

1つは「歯の喪失につながる」ことです。人が歯を失う主な原因こそがむし歯と歯周病であり、歯を失うことで普段の生活（食事、発声など）にさまざまな悪影響が及び、生活の質が低下してしまうことが報告されています。

もう1つは「全身の病気との関わり」です。歯周病は全身の炎症や心血管疾患、ダイアベティス（糖尿病）、高血圧、がんや妊娠に伴う合併症との関連の報告があります。

つまり、**むし歯や歯周病は、口の中だけにとどまらず、私たちの生活や全身に影響を及ぼす可能性がある**ということです。

厚生労働省の『令和4年歯科疾患実態調査』によれば、**歯周病は成人の30〜60％、むし歯に至っては成人の90％前後が発症している**と言われています。

そのため本項で提案する「むし歯・歯周病をできるだけ減らす」という目標には、「むし歯や歯周病をゼロにする」というよりも、「新たなむし歯をつくらない」、そして歯周病のある方は「歯周病の広がりを防ぐ」という姿勢で臨むのが現実的かもしれません。

では「むし歯・歯周病をできるだけ減らす」を実現するためにはどうすればいいのか。シンプルかつ効果的な方法が「口腔衛生（口腔ケア）」によって口のなかの環境を適切に維持することです。不適切な口腔ケアはむし歯・歯周病のリスクを増加させ、また、口腔がんやメタボリックシンドロームとのかかわりが報告されていますが、適切な口腔ケアにはむし歯や歯周病、それらによる歯の喪失を防ぐ効果があると言われています。

適切な口腔ケアを実践することで、歯のみならず全身に及ぶ病気のリスクを減らしていきましょう。

▼口腔内の環境を維持するための「口腔ケアのヒント」

Free sugars――むし歯を減らすファーストステップ

「むし歯にならないためには、甘いものを控えること」、これは私が歯科医院に行った際に実際に言われた言葉であり、みなさんも甘いもの＝むし歯というイメージはあるかと思います。炭水化物（特に糖類）は、むし歯を引き起こす最も重要なファクターであり、炭水化物をとらなければむし歯になることはない、とまで言われることもありますが、炭水化物をとらないことは現実的ではありません。また「習慣❸食事」で述べているように炭水化物を含む全粒穀物は大切な食品ですので、「病気のリスクを減らす」ためには欠かすことができません。

そこでポイントとなるのが、炭水化物を一緒くたにするのではなく、むし歯のリスクを特に高める「Ｆｒｅｅ　ｓｕｇａｒｓ」に着目することです。日本語で遊離糖類と称されるｆｒｅｅ　ｓｕｇａｒｓは、ＷＨＯによると「食品をつくる、または調理する際に加えられる糖類と蜂蜜・シロップ・フルーツジュースに含まれる糖類」と定義されています。つまり、穀物や果物に含まれる糖類ではなく、お菓子やアルコール飲料、スポーツドリンク、炭酸飲料（エナジードリンクも含む）などに含まれる糖類ということになります。栄養成分表示で「砂糖」「異性化液糖（ぶどう糖果糖液糖、果糖ぶどう糖液糖、高果糖液糖）」と書いてあるのがｆｒｅｅ　ｓｕｇａｒｓの一例です。

Ｆｒｅｅ ｓｕｇａｒｓは、摂取する量が多い人ほどむし歯になるリスクが高いという関係性が報告されています。できるだけ食べない（飲まない）のがベストなのですが、むし歯のリスクを減らすためには、たとえ食べるとしても**「食事による1日の総エネルギー摂取量の10％以下」、できれば「5％以下」のエネルギー量の範囲内にとどめておく**ことをＷＨＯは推奨しています。

この目安量を、日本人の成人の推定エネルギー必要量を用いて具体的に考えてみると、「10％以下で40〜70ｇ／日」「5％以下で20〜35ｇ／日」が目安になります（年齢や身体活動量、体重によっても異なります）。みなさんが普段、口にしているチョコレートやキャンディ、ジュースなどの栄養成分表示（炭水化物あるいは糖類の量）をみれば、どのくらいのｆｒｅｅ ｓｕｇａｒｓが含まれているか、おおよそがわかります。

Ｆｒｅｅ ｓｕｇａｒｓはむし歯以外にエネルギーの過剰摂取から体重の増加、その先のさまざまな病気のリスクにまでつながる源ですので、「Ｆｒｅｅ ｓｕｇａｒｓを控えめにする」ことは、「病気のリスクを減らす」こと全体を考えても、好ましいことに違いありません。できる範囲でｆｒｅｅ ｓｕｇａｒｓを控えることが、むし歯を減らすファーストステップになります。

「甘いものは控えめにしているけれど、むし歯になっちゃう。他になにかいい方法はないのかな」

口腔ケアの中心は「みがく」ことです。むし歯や歯周病の発生には「歯垢（デンタルプラーク）」と呼ばれる、歯の表面に付着している白くて柔らかい沈着物（主に細菌のかたまり）が関わっています。つまり、むし歯や歯周病を防ぐには、この歯垢を取り除くことが重要だということです。そして**「いつ・どのくらい・何をもちいて・どこをみがくか」によって、その効果は変わってきます。**

口腔ケアの中心的存在である「みがく」ヒントを、日本をはじめ米国や欧州の各種学会や連盟などのさまざまな情報を基にまとめていますので、ぜひ参考にしてください。

歯をみがく❶——どのタイミングでみがけばいいか

歯をみがくタイミングは**「夜寝る前」とその他の時間帯（起床時あるいは食事の後）が**

好ましいとされています。

「夜寝る前の歯みがき」は質の高いエビデンスはありませんが、専門家の間でも重要と認識されており、国際歯科連盟（ＦＤＩ）のプロフェッショナルコンセンサス（専門家の合意）やヨーロッパ歯周病連盟（ＥＦＰ）、英国のガイドラインでも推奨されています。

夜寝る前の歯みがきが重要な理由は「就寝中は唾液の量が極端に少なくなる」ことが関係しています。唾液は単なる液体ではなく多くの作用があり、口の中のメンテナンスにおいて重要な役割を果たします。例えば、口腔内の酸性度（ｐＨ）を中性に保つことで歯の脱灰を抑制する、歯の表面をおおうことで口腔内の細菌が歯に接着（adhesion）・定着（colonization）することを抑えて抗菌作用を示す、歯に付着した炭水化物や微生物を除去しやすくするなどの作用があります。寝ている間は唾液の分泌が減るため、むし歯や歯周病を生じさせる菌にとっては好都合ですが、寝る前に歯みがきをすることで、そのリスクを減らすことが期待できるということです。

また、フッ化物の効果は後ほど述べますが、就寝前にフッ化物配合の歯磨剤（歯みがき粉）で歯をみがくことで、唾液や歯の表面のフッ化物濃度を長時間維持できるため、フッ化物の効果が高まると言われています。

一時期、食べた後すぐに歯をみがくのがよいか、あるいは直後は避けるべきか、ということが話題になりました。現在は、**「酸性の飲食物（酸味のある菓子類、炭酸飲料、アルコール飲料、柑橘類、酢など）の直後は歯みがきをしないのがよい」**ということで落ち着いています。

酸性の飲食物を口にした直後は、口腔内が酸性になっている可能性があります。そのタイミングで歯をみがくと、歯の表面が磨耗するリスクが増えるという報告があるためです。

日本だけではなく米国歯科医師会（ＡＤＡ）やヨーロッパ歯周病連盟（ＥＦＰ）でも、酸性の飲食物を口にした直後の歯みがきを避けることが推奨されています。その場合は、**食事の直後ではなく食後30〜60分ほど時間をおいてから歯をみがくようにしましょう。**食事内容で歯をみがくタイミングを変えるのが難しければ、「とにかく食事の直後を避けてみがく」という選択肢もあります。例えば朝食前と寝る前などに歯みがきをし、それ以外のときはうがい、シュガーレスのガムを噛むなどして口腔内の環境を保つといいでしょう。

歯をみがく❷——1日に何回、何分みがけばいいか

「歯みがきの回数」は多いほど、むし歯や歯周病、それらの因子である歯垢の蓄積が少なくなることがわかっています。**歯みがきを行う頻度の目安は、「少なくとも1日2回」が推奨されています。**「少なくとも」1日2回ですので、1日3回あるいは4回の歯みがきが習慣になっている方は、その回数を維持するのがよいでしょう。

「歯みがきにかける時間」と取り除かれる歯垢の割合にも関係があり、みがく時間が長いと、より多くの歯垢が除去されることが報告されています。**目安としての歯みがき時間は、「少なくとも1回2分」**です。こちらも回数と同じく「少なくとも」ですので、「もっと長い時間みがいているよ」という方はそれを維持してください。

ただし、1日2回以上、1回2分以上みがいたとしても、みがき残しがあって歯垢を十分に除去できなければ、むし歯や歯周病のリスクは高くなってしまいます。本質的なところは「歯垢を取り除く」ことにありますので、回数と時間を目安としながら「すべての歯の表面をみがく」ことが大切になります。

とくに歯の後面（舌に近い側の側面）はみがき残しが多くなる部分。歯をみがくときは、歯の前面（外側）、後面（内側）、上面（噛み合わせ部分）をていねいに、みがき残しがないようにしっかりと意識してください。

歯をみがく③——どのような歯ブラシと歯磨剤を選ぶか

歯ブラシの硬さも効果を左右する1つのファクターです。日本歯科医師会では、歯ぐきが健康ならば「ふつう」、歯ぐきがデリケートな状態ならば「やわらかめ」を選ぶことをおすすめしています。米国歯科医師会（ADA）は「やわらかめ」、ヨーロッパ歯周病連盟（EFP）では「ふつう」を推奨しており、硬い歯ブラシは歯垢を除去しやすい一方で、歯ぐきを傷つけるリスクが高いことから、効果と安全性のバランスをとって、「ふつう」あるいは、「やわらかめ」が推奨されていると考えられます。

また、歯ブラシの交換は3カ月前後が目安とされていますが、ブラシの先が広がってくると歯垢の除去効果も薄れてくるため、ブラシの状態を確認して適宜交換しましょう。

歯磨剤は「フッ化物高濃度配合」のものを使いましょう。フッ化物は、歯の脱灰を防ぐとともに、歯の再石灰化を促すことで効果を発揮します。フッ化物という言葉になじみがない方もいるかもしれませんが、これは以前、フッ素と呼ばれていたものです。フッ素は元素名であり、歯磨剤に含まれているのはフッ化物（水に溶けるとフッ化物イオンになる）ですので、現在は「フッ化物」と呼ぶようになっています。

フッ化物は多くの歯磨剤に含まれていますが、選ぶ際は、配合されているフッ化物の「濃度」をパッケージなどでチェックしましょう。**濃度が濃いほどむし歯予防など歯への効果が高まります。**成人の場合の推奨濃度は、現在市販されている中で最高濃度である「1400〜1500ppm」です。本書は一般成人の方向けですが、年齢によって推奨されるフッ化物濃度は異なります。5歳までは1000ppm、6歳以上は1400〜1500ppmのフッ化物濃度が推奨されています。

歯磨剤の「量」もフッ化物の効果を発揮するために重要です。**成人の場合、歯ブラシ全体につける程度の分量（1・5〜2㎝）を用いることが好ましい**とされています。それよりも少ないと、フッ化物が留まる量が減り、効果が十分に得られない可能性があるからです。なお、5歳までの子どもの場合、推奨される歯磨剤の量はこれよりも少なくなりますのでご留意ください。

また、歯みがきの後にうがいをすると、口のなかや歯の表面のフッ化物濃度が薄まってしまい、フッ化物の効果が減弱してしまうので注意してください。

歯みがき後は、フッ化物濃度の薄まりを防ぐために「うがいをしないで歯磨剤を軽くはき出す」、どうしても口の中の歯磨剤が気になる場合でも「少量の水で軽くうがいをする」程度にとどめておくといいでしょう。

なお、ここでまとめているフッ化物の濃度・量、歯みがき後のうがいについては、２０２３年に公表された４学会（日本口腔衛生学会・日本小児歯科学会・日本歯科保存学会・日本老年歯科医学会）合同声明や国際歯科連盟（ＦＤＩ）のプロフェッショナルコンセンサスを基にしています。

歯間と舌をみがく――歯ブラシで歯をみがくだけでは不十分

毎日、歯みがきをしているのにむし歯になる、歯周病だと言われた――こうした経験をお持ちの方もいらっしゃるのではないでしょうか。その場合、歯みがきだけでは十分に歯垢を除去できていない可能性があります。

そこで、歯みがきにプラスして取り入れたいのが「歯間のケア」です。**歯間掃除具（デンタルフロス・歯間ブラシ）を活用しての歯間ケアは、歯みがきでは取りきれない歯垢や歯間の食べかすの除去に大きな効果があります。**

実際に歯ブラシのみのケアと比べて歯垢の除去や歯周病の抑制に効果的という報告があるだけでなく、米国歯科医師会（ＡＤＡ）やヨーロッパ歯周病連盟（ＥＦＰ）では１日１回の歯間清掃を推奨しています。

歯みがきと同じように、１日１回より多く歯間のケアをしている場合には、そのまま継

図⑲ 効果的な舌のみがき方

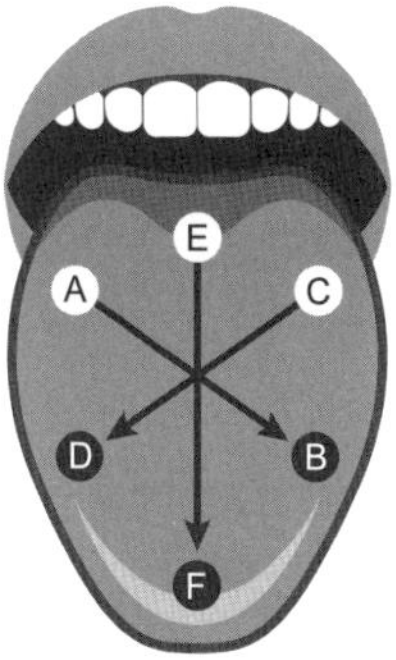

「the X technique」の動作

Ⓐ→❸、Ⓒ→❹、Ⓔ→❻の順にみがき、これを3～6回繰り返す

出典：Gonçalves AC de S, et al. A new technique for tongue brushing and halitosis reduction: the X technique. J Appl Oral Sci 2019 Apr ; 1:27: e20180331.

続するとよいでしょう。なお、歯間の狭さは個人差がありますので、自分の歯間にあったサイズの歯間掃除具を使うようにしてください。

口のなかには歯のほかにもう1つ、重要な部分、「舌」があります。歯だけをみがいても、舌に汚れが残っていれば、口腔内の環境は乱れてしまいます。実際に「舌みがき」には口腔内の菌量の抑制や口臭の防止、歯周病のリスク軽減の一助となる可能性が報告されています。また米国歯科医師会（ADA）でも舌みがきは歯みがきの一環と認識されています。

効果的な舌のみがき方のポイントは「複数方向に、かつ、複数回」みがくことです（図⑲）。

具体的には、まず舌の表面を「X」の文字を書くよ

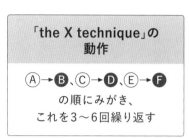

うにみがき、その後、真ん中を奥（根元）から手前に向けてみがきます。これを3回（できれば6回）繰り返すのが、自己流で行うよりも効果的だという研究報告があります（the X technique）。舌みがきは通常の歯ブラシで行っても構いませんので、ぜひ習慣にしてみてください。

むし歯・歯周病を定期的にチェックする

ここまで、むし歯・歯周病をできるだけ減らすための「口腔ケアのヒント」をまとめてきました。ただ、口のなかは見えにくく、自分ではなかなか確かめることはできないことに加えて、むし歯・歯周病は初期段階では痛みなどの自覚症状に乏しいことがあるため、むし歯や歯周病の評価を自分で行うのは難しいことです。

「むし歯・歯周病をできるだけ減らす」ためにも、口腔ケアを行いながら、予防歯科を実践している自分に合った歯科医院を見つけて、定期的に歯科検診を受けることが大切になります。

また、歯並びには個人差がありますし、歯のみがき方にもクセがあるなど、人によって適切な口腔ケアの方法が異なることもあります。本項に示した内容は、あくまでも一般的なアプローチですので、これらを実践しつつ、歯科医院でご自身に合った口腔ケアの方法を身につけることをおすすめします。

習慣⑨ 温度対策――「気温」を意識して暮らす

9つ目の習慣は「温度対策」、具体的には「気温への意識」です。

近年、夏の暑さは年を追うごとに過酷になってきており、最高気温が40℃を超える日も記録されています。そして、そのような猛暑の日々がもたらす熱中症などの健康被害も増加傾向にあります。

私たちの体温（正確に言うと、深部体温）は、個人差はあるものの「35～37℃くらいの幅」のなかで一定になるように調整されています。この範囲内にあることで、私たちの体の細胞は正常な機能を維持することができるのです。

人間は「恒温動物」であり、外気温が変化しても自身で体温を調節して、常にほぼ一定に維持できる体温調節機能を備えています。つまり周囲の気温に影響されないように、暑いときには汗をかいたり、寒いときには体に震えを起こしたりという反応によって、体温を一定に保っています。

ところがあまりにも気温が高い（暑すぎる）、もしくは低い（寒すぎる）と調節機能が追い付かず、一定の体温が維持できなくなるため、体にさまざまな不具合が生じてしまいます。先に申し上げた酷暑による熱中症や厳寒の冬の寒冷障害（低体温症、凍傷など）は代表的な例です。

▼体に〝ちょうどいい〟気温は「18〜24℃」

では、体への影響が最小限となる、暑すぎず寒すぎない「ちょうどいい気温」はどのくらいなのでしょうか。

人が感じる「暑い」「寒い」「心地いい」といった温度感覚を左右する要素には、「気温・湿度・気流（風）・熱放射（輻射熱）・代謝量・着衣量」の6つがあり、これらを「温熱環境要素」と呼びます。具体的には、

・気温／空気の温度（気温や室温）が高いと暑く、低いと寒く感じる

・湿度／湿気が多いとより蒸し暑く感じる
・気流／風があると涼しく感じる
・熱放射／太陽の光にあたると暖かく感じる
・代謝量／運動をすると体が温まる
・着衣量／厚着をすると、寒さが和らぐ

ということ。暑さ寒さの感覚には、この6つの要素が複合的に影響しています。そのため、例えば「気温」という要素が同じでも、他の5つが異なることで、温度の感じ方や体への影響が違ってきます。同じ部屋にいても暑く感じる人もいれば快適に感じる人もいる、このような経験も実は温熱環境要素が理由にあります。

温熱環境要素に加え、気候の地域差（沖縄と北海道など）も影響してくるため、一概には断言できないのですが、一般的な目安としての快適な気温、**体にとってちょうどいい気温、深部体温に大きな影響を及ぼさず安定した体温を維持しやすい気温は「18〜24℃付近」**と言われています。

気温が常にこの範囲に収まっていれば、とくに対策を気にする必要はありませんが、「季節による気温の変化」や「朝晩と日中の気温差」、また「常に気温が高い（暑い）、あるいは低い（寒い）地域」といった環境の下では、「病気のリスクを減らす」ための気温に応じた対策が有効です。

▼気温に応じた服・空調・行動を心がける

高くなり過ぎた、もしくは低くなり過ぎた外気温は、私たちの力では如何とも調整できません。また自分の体温も自身の努力で自在に変えられるものではありません。

しかし、服装やエアコンの活用などによって、体への悪影響を減らすことはできます。外気温が、快適な温度（18～24℃）を上回る暑さ、あるいは下回る寒さの場合には、その気温に応じて服装や空調、行動を整えて病気のリスクを減らす工夫を心がけましょう。

服装で調整する

もっとも調整しやすい方法が「気温に応じた服を着る」ことです。

暑いときは半袖を着る、短パンをはく、薄着をする。寒いときは長袖を着る、重ね着をする、コートを羽織るなど、気温に応じた服装で調整していきます。今はスマホのアプリやウェブサイトでも気温や、それに合わせた服装の情報を得ることができます。そうしたものもぜひ取り入れて参考にするといいでしょう。

また、冷房の効いた屋内や電車のなかと炎天下の屋外など、温度差が大きい状況では、薄手の上着やひざ掛け、ショールなどを活用して、その都度、気温や室温に合わせた服装を心がけましょう。

空調で室温を調整する

服装の調整だけではまだ暑すぎる、寒すぎるという場合は、エアコンなどの空調設備の力を借りて温度調整をしましょう。

空調（主にエアコン）は、屋内における温度環境を簡単に調整できるもっともポピュラーな手段。まずは、外気温に合わせてエアコンの室温設定を調整していきます。

この時も、基本的には、快適な温度（18～24℃）を念頭に調整をすればよいのですが、1つポイントがあります。それは**快適な温度帯の中でも、季節によって目指すべき温度が異なる**ということです。

理由は「暑熱順化《しょねつじゅんか》」と「寒冷順化《かんれいじゅんか》」を考えると見えてきます。暑熱順化は暑さが続くと暑さに慣れてくる、寒冷順化は寒い日が続くと寒さに慣れてくる、私たちの体に備わっている生理反応です。

つまり、夏場は暑熱順化によって日が経つにつれてその暑さに慣れ、快適さを感じる気温の上方（24℃付近）で快適に感じるようになります。逆に冬場は、徐々に寒さに慣れてちょうどいい気温の下方（18℃付近）で快適に感じるようになるのです。急に気温が高くなった時に、体調を崩しがちになるのは、暑熱順化していない、すなわち気温に慣れていないことが関係しています。

これらを勘案すると、**「体にちょうどいい気温（18〜24℃）」の中でも「夏は24℃側」「冬は18℃側」がいい**ということになります。

環境省では、エアコンの設定温度の調整によって目指すべき室温を、夏場（COOLBIZ）は「28℃」、冬場（WARMBIZ）は「20℃」と打ち出しています。夏場の室温の目安がやや高めな気がしますが、これは地球温暖化・省エネという要素と法令（建築物における衛生的環境の確保に関する法律施行令及び労働安全衛生法の事務所衛生基準規則で18℃以上28℃以下と定められている）も考慮しているためです。

室温の目安は絶対ではない、と環境省が述べているように、COOLBIZ（28℃）・WARMBIZ（20℃）はあくまで1つの参考数値として活用しましょう。

例えば、「夏場はエアコンの設定温度を28℃前後」にして、それでも暑さを感じるときは24℃に近づくように徐々に設定温度を下げていく。「冬場は18℃前後」の設定にして、それでも寒いときは20℃に近づくように設定温度を上げる。

これによって、夏なのに18℃近い設定で寒すぎる、冬なのに24℃近い設定で暑すぎる状況は回避することができます。

さらに「湿度の調整（エアコンのドライ機能や除湿器、加湿器など）」「気流（扇風機やサーキュレーターなど）」「熱放射への対策（遮光カーテンなど）」といった方法を組み合わせることで、より快適な温度環境をつくることが可能になります。これも、前述した温熱環境要素による考え方です。

行動（予防行動）で調整する

２０２１年から、気象庁と環境省は夏場に「熱中症警戒アラート」を発表するようになりました。猛暑のなかで熱中症による緊急搬送者などが著しく増加していることが背景にあることは言うまでもありません。

熱中症警戒アラート時は、不要不急の外出は避けること、昼夜を問わずエアコン等を使用すること、エアコン等が設置されていない屋内外での運動は原則中止または延期すること、のどが渇く前にこまめに水分補給するなどの「予防行動」をとることが推奨されています。

夏に甲子園球場で行われる全国高校野球選手権大会でも、最近では試合途中に休憩時間を設けるようになりました。

２０２４年４月からは熱中症特別警戒アラートの運用が追加で開始されましたが、「熱中症警戒アラート」「熱中症特別警戒アラート」の基準は、日本スポーツ協会『スポーツ活動中の熱中症予防ガイドブック 第５版』や日本生気象学会『日常生活における熱中症予防指針Ｖｅｒ．４』における暑さ指数の熱中症「危険」域を上回っています。つまり、熱中症のリスクを減らすためには、熱中症警戒アラートを頼るだけでは十分とは言えないのです。

熱中症リスクが特に高まる気温の目安と「予防行動」は以下の通りです。

・気温が31℃以上の場合、激しい運動・炎天下の外出は控える
・気温が35℃を超えたら、運動や外出は控え、涼しい場所に移動する（屋内外問わず）

これらは先に示した2種類のアラートよりも厳しめの目安であり、これに従い行動することで熱中症リスクをさらに減らすことができるでしょう。

もちろん、これらの気温に達しなくとも、「熱で体調が崩れているな」と感じた場合には、無理せず「予防行動」をとるようにすることが大切です。急に暑くなった日など、からだが暑熱順化していない場合は特に気を配りましょう。

気温・体温という「温度」は気合や根性、我慢だけではどうにもならない時があること、気温に応じた服・空調・行動によってリスクを減らせることは、覚えておいて損はありません。

習慣⑩

予防接種――状況に応じて、接種を考える

最後は「予防接種」です。これは普段の行動を見直すというよりも、「状況に応じて、予防接種を考える」ということです。

予防接種はするべき、あるいは避けるべきとシンプルにお話しすることはできません。その大きな理由の1つは薬（医薬品）と同じく副反応（副作用）を考える必要があるからです。またワクチン接種自体について多様な考え方があることも承知しております。したがって、予防接種をするかしないかは、予防接種をするリスク（主に副反応）と予防接種をしないリスク（感染症にかかるリスク）の両者を鑑み、一人ひとりが判断することになります。

ただし、「そもそもワクチンて何だろう」「どんな効果があるの」「いつ考えればいいの」ということを知らなければ〝タイミング〟を逃すことになりかねません。みなさんが「適

切なタイミングでワクチンを考える」1つのきっかけになることを願って、本項をまとめています。

予防接種（vaccination）とは、特定の病気に対して免疫（抵抗力）をつけたり免疫を強くしたりするために、病気になる前にあらかじめワクチン（vaccine）を接種することです。

ワクチンは病気の元になるウイルスや細菌などの病原体そのもの（病原性を弱めたり、感染力を失わせたりしたもの）、あるいは病原体の一部をもとにつくった物質で、ワクチンを接種すると体が病原体を〝記憶〟し免疫ができるため、病気を予防することができます。

予防接種は強制的なものではなく（種類によって接種するよう努める努力義務はありますが、強制ではありません）、あくまで本人の意思により納得したうえで行うもの。接種するかどうかは、

・宿主（私たち自身の体のことで、年齢や病気があるかなど）

・病原体（感染症の流行状況・感染力や感染症の重篤性）
・ワクチン（効果と安全性）

を考慮し、さらに、予防接種を受けるかは適応（接種に適する条件）や禁忌（接種に適さない条件）、費用、接種スケジュールなども踏まえて判断する必要があるため、予防接種を受ける場合は、医療施設などで相談し、よく理解した上での検討が望ましいと考えています。

▼多くの感染症の流行を防ぐ予防接種の功績

予防接種は病気を防ぐ（主に感染症にかかるリスクを下げる）ためのもっとも効果的な方法の1つです。

予防接種で防ぐことができる病気の総称を「ＶＰＤｓ（Vaccine Preventable Diseases」といいます。日本において、流行を抑制できているＶＰＤｓは多く存在しており、予防接種は日本国内での病気のリスクの低減に対して非常に大きな恩恵をもたらしていると考えることができます。

日本における予防接種は、予防接種法に基づいて実施される「定期・臨時・新臨時の予防接種」と予防接種法に基づかない「任意の予防接種」の2つに分けることができます。日本では小児期に定期的な予防接種がスケジュールされており（213ページ図⑳－1）、その有効性が多くの感染症の発症予防に大きな役割を果たしていることがわかります。最近、導入された予防接種もありますが、みなさんも子どもの頃に予防接種を受けていたのではないでしょうか。

予防接種は子どものみならず、成人においても生命予後や健康、生活の質と関係しており、年齢にかかわらず病気のリスクの低減に重要な役割を果たしていることがわかっています。212ページ図⑳－2は日本での成人対象の予防接種と接種を考える状況（タイミング）をまとめたものです。

図を見ると、成人の場合、小児期と比べると定期の予防接種は少なく、対象となる病気も「肺炎球菌感染症」「季節性インフルエンザ」の2つとなっていることがわかります。これらはいずれも「原則65歳以上から」です。

一方、任意の予防接種を考える状況は多くあります（図⑳－2の○印は対象となる病気の予防接種を考える、一般的な状況を示しています）。「帯状疱疹」は年齢が50歳以上、「破傷風」は創を生じた時や接種間隔（10年ごと）で接種を検討しますが、そのほかの病気については「妊娠前」「海外渡航前」「医療関係者」という3つの状況で接種を検討することになります。

ワクチンは接種してから効果がでるまでタイムラグがあり、また、複数回接種が必要なものもあります。

例えば、妊娠に関する予防接種だと、原則、妊娠前の接種（インフルエンザワクチンなど、一部は妊娠中でも可）が必要になりますので、予防接種を行う場合はある程度の計画性をもつ必要があります。

海外渡航（旅行・出張など）も同様で、複数回必要なものの場合は、数カ月前から余裕をもった準備が必要です。

妊娠や海外渡航に関する予防接種の情報は、例えば厚生労働省のウェブサイトでも確認することができますので、予防接種を考える状況（タイミング）の時は、事前に確かめることをおすすめします。

これら定期や任意の予防接種とは異なり、臨時の予防接種は、「緊急の必要性」に応じて行う予防接種になります。今般の新型コロナウイルス感染症の対策として接種が実施された「新型コロナワクチン」もこれに該当します。

臨時の予防接種は緊急であるため、科学的根拠の蓄積が十分とはいえない側面がありま す。そのためワクチンの安全性に関して不明な点も多く、特に長期的な安全性は時間の経過と研究結果の蓄積を待つしかありません。

繰り返しになりますが、いずれの予防接種（ワクチン接種）もひとくくりにすることなく、それぞれの予防接種について、さまざまな角度から十分に検討して判断をすることが大切になります。

まずは、**「予防接種を検討するタイミングがこれだけある」ことを知ることが第一歩**です。

2. 成人向け予防接種(令和6年3月現在)

定期接種	
対象の病気	対象となる人
肺炎球菌感染症	65歳以上〜※
季節性インフルエンザ	

任意接種				
対象の病気	接種を考える状況(例)			
	年齢・間隔	妊娠前	海外渡航前	医療関係者
帯状疱疹	50歳以上	−	−	○
A型肝炎	−	−	○	−
B型肝炎	−	−	○	○
破傷風	10年ごと	−	○	○
百日咳	−	※※	−	○
ポリオ	−	−	○	−
麻しん	−	○	○ +空港職員	○ +学校職員
風しん	−			
水痘	−	○	○	○
日本脳炎	−	−	○	−
流行性耳下腺炎(ムンプス)	−	○	−	○
季節性インフルエンザ	−	○	○	○
髄膜炎菌	−	−	○	○
黄熱	−	−	○	−
狂犬病	−	−	○	−

※60歳〜64歳でも、機能性障害や日常生活制限がある場合は対象となります。
※※厚生労働省で議論が行われています。
・任意接種の表内の○印は、あくまで代表的な例を示したもので、状況によって一人ひとりが個別に予防接種を検討することになります。

図⑳ 日本における予防接種一覧

1. 子ども向け定期予防接種（令和6年4月現在）

<table>
<tr><th colspan="4">ワクチン</th><th>対象の病気</th><th>有効性※</th></tr>
<tr><td colspan="4">肺炎球菌ワクチン</td><td>肺炎球菌感染症</td><td>95%以上
（重篤化）</td></tr>
<tr><td colspan="4">B型肝炎ワクチン</td><td>B型肝炎</td><td>95%以上
（抗体獲得率）</td></tr>
<tr><td colspan="4">ロタウイルスワクチン</td><td>ロタウイルス</td><td>80%
（胃腸炎による入院〈罹患〉）</td></tr>
<tr><td rowspan="5">五種混合
（DPT-IPV-Hib）</td><td rowspan="4">四種混合
（DPT-IPV）</td><td rowspan="3">三種混合
（DPT）</td><td rowspan="2">二種混合
（DT）</td><td>ジフテリア</td><td>95%
（罹患）</td></tr>
<tr><td>破傷風</td><td>ほぼ100%
（抗体獲得率）</td></tr>
<tr><td>–</td><td>百日咳</td><td>80〜85%
（罹患）</td></tr>
<tr><td colspan="2">不活化ポリオワクチン（IPV）</td><td>ポリオ
（急性灰白髄炎）</td><td>99%
（抗体獲得率）</td></tr>
<tr><td colspan="3">ヒブワクチン
（インフルエンザ菌b型ワクチン）</td><td>Hib感染症</td><td>95%以上
（重症化）</td></tr>
<tr><td colspan="4">BCG</td><td>結核</td><td>52〜74%
（発症）</td></tr>
<tr><td colspan="4" rowspan="2">麻しん、風しん混合（MR）ワクチン</td><td>麻しん</td><td rowspan="2">95%以上
（抗体獲得率）</td></tr>
<tr><td>風しん</td></tr>
<tr><td colspan="4">水痘ワクチン</td><td>水痘</td><td>94%
（重症化）</td></tr>
<tr><td colspan="4">日本脳炎ワクチン</td><td>日本脳炎</td><td>75〜95%
（罹患）</td></tr>
<tr><td colspan="4">ヒトパピローマウイルス（HPV）ワクチン</td><td>HPV感染症</td><td>50〜70%
（子宮頸がん）</td></tr>
</table>

※定期接種を決められたスケジュールで行った場合

10の習慣がもたらす「付加価値」とは

本章では「病気のリスクを減らす」という視点から、日常生活における10の習慣について説明してきました。これらの習慣がもたらす「病気になりにくい」という大きなメリットは、当然ながら、毎日の生活や生命予後に非常に好ましい影響を及ぼします。

さらにこれら10の習慣は、病気のリスクを減らすだけでなく、そのほかにもまだ「見えない価値」をもたらしてくれます。以下に、代表的な価値を挙げていきます。

▼老化への好ましい影響

第1章「年齢」バイアスでも述べているように、病気の多くは「年齢（加齢）」というファクターと強く関わっており、加齢が代表的な病気（頻度が高く影響の大きい病気：第2章図②）のリスクを高めることも事実です。

私たちは誰ひとり例外なく年を取ります。人間は「加齢」に抗うことができません。そして、加齢とともに体の機能が低下する、つまり「老化する」こともまた自然の摂理なのです。

人間の年齢には「生まれてからの時間の長さ＝暦年齢」と、「体の機能の低下を反映する年齢＝生物学的年齢」の2つがあります。つまり、暦年齢が積み重なっていくのが「加齢」、生物学的年齢が進む（体の機能が低下していく）のが「老化」ということになります。

時間の経過とともに重なっていく暦年齢に対しては、誰も抗うことができません。生まれてから50年経過すれば、50年の加齢によって誰もが「50歳」になります。

しかし、体の機能が反映される生物学的年齢は人によって違ってきます。そして、**生物学的年齢（老化の速度）は、どのように日々の生活を送るか、どのような行動を習慣化するかに大きく左右される**と言われています。

体の機能が低下する老化については、わかっているだけでも喫煙・体重管理・食事・身体活動・飲酒・睡眠・日光（紫外線）との関係が報告されていますが、それは本章に挙げた10の習慣のうち、実に7つもが関わっているのです。

それらの**習慣の実践は、体の機能の維持をもたらし（老化を抑え）、若々しく年を重ねるための重要なアプローチにもなる**と言えるでしょう。

言わずもがな、健康寿命（日常生活が制限されることなく生活できる期間）の伸長、フレイル（加齢にともなう心と体の機能低下・健康な状態と要介護状態の中間）やサルコペニア（加齢に伴う筋力や筋肉量の減少）の予防にもプラスに作用します。

▼経済的に好ましい影響

病気のリスクを減らすことは、経済的な負担を減らすことにもつながります。端的に言えば、病気になったときの「医療費」が少なくて済むということ。医療機関での診察料や薬代、入院費用などの支出が抑えられるのです。

第2章の「経済的負担が増えるリスク」でもまとめていますが、「喫煙」「体重管理」「身体活動」「飲酒」の4つについては、適切に管理することで医療費を抑制できること、さらにこれら4つを組み合わせて実践することで抑制効果が大きくなるという報告があります。

医療費に使う分の浮いたお金で旅行に行ったり、趣味を充実させたり、習い事を始めたりすれば、人生の充実度や生活の質の向上にもつながるでしょう。

▼時間への好ましい影響

私たちの命は永遠ではありません。命に限りがあるからこそ、人が生きていく上で「時間」は非常に重要になります。「時は金なり」というように、時間はお金と同じく、貴重で価値があるものと考えられています。「大切な人と過ごす時間」「自分が好きなことに没頭している時間」など、お金以上の価値があると感じる瞬間もあるでしょう。

10の習慣を実践して病気のリスクを減らすことができれば、人生の貴重な時間のうち、通院や入院に割く時間を減らすことができます。

有意義に使える時間が増えれば、楽しいことや好きなことにも十分な時間を費やすことができ、充実した生活を送ることができるでしょう。そうした毎日の充実が、さらに病気のリスクを遠ざけるという好循環を生むと、私は考えています。

▼心への好ましい影響

本章で取り上げた10の習慣は、体の病気のリスクを減らすだけでなく、心の健康（メンタルヘルス）にも好ましい影響を与えてくれます。

例えば食事や身体活動、睡眠、日光対策などがもたらす気分的な心地よさや満足感、爽快感などは、メンタルにも好ましく作用します。

「おいしいものを食べると幸せな気分になる」
「体を動かすと気が晴れる」
「ぐっすり眠ると、気分爽快になる」
「太陽の日差しを浴びると元気になる」

こうした感覚も、〝心と行動との関わりのあらわれ〟なのかもしれません。

また、病気にならない元気で健康な生活は、それだけで私たちに幸福感や満足感をもたらしてくれます。

「幸せ」や「満足」というのは主観的な感覚であり、何によってどう感じるかは人それぞれだと思います。ただそれでも、多くの人に共通するファクターは存在します。

ある調査では、人の幸福感を判断する際にもっとも重視されていたのが「健康状況（54・6％）」でした。また、満足度に関する調査においても、生活満足度と健康状態には関わりがあるという結果が出ています。

日々の幸せや満足は、やはり健康であってこそ、ということなのです。もちろん「何をもって健康とするか」も人それぞれ違うとは思いますが、「病気がないこと」が重要な要素の1つであることを疑う余地はないでしょう。

そう考えれば、本章でご紹介した10の習慣の実践は、生きていく上での幸福感や満足感をも高めることになると言えるのではないでしょうか。

「10の習慣」にも限界はある。でも――

本章で述べた10の習慣を実践することで、病気になるリスクの低減が期待できることはここまで解説してきたとおりです。

ただ申し上げておきたいのは、それらすべての行動（習慣）を改善し、理想的な生活を実践したからといって、「100％病気にならない」わけではないということです。

なぜなら第1章でも述べたように、**病気の多くは普段の行動以外に、年齢や遺伝、環境といった複数の原因によって発症する可能性がある「多因子性疾患」だから**です。

いくら行動習慣を改善しても、年齢（加齢）という時間の流れの影響には抗うことができません。遺伝という要因についても、発症リスクを高める遺伝子領域の問題であって、将来的にはともかく、少なくとも現時点では行動によって変えることは難しいとされています。

また、過去の喫煙歴や肥満歴といったこれまでの行動も病気のリスクに影響しますが、時を戻して過ぎてしまった過去の行動を変えることはできません。

多くの病気の因子に、こうした「変えられないこと」「変えるのが難しいこと」が存在している以上、病気のリスクをゼロにする、病気をすべてなくすのは極めて困難です。

しかし少なくとも、ここまで述べてきた10の習慣の実践が、病気のリスクを減らして、生活や生命予後に好ましい影響を及ぼすことは間違いありません。

ならば、意思と選択、覚悟と決断によって変えられることは変え、できることはやり、減らせるリスクは減らしていく。そうすれば、ゼロリスクにはできなくても、なるべく病気を遠ざけることはできます。

5年後も、10年後も、できるだけ病気と無縁でいるために、日々の認識と行動をマネジメントし、今の自分を「メンテナンス」する。そのためにも**「10の習慣」に真っ向から取り組む価値は、十二分にある**と私は考えています。

第 4 章

10の習慣を続ける6つのコツ

6 tips to keep the 10habits

毎日の積み重ねがリスクを遠ざける

――「継続こそ力」

第3章で詳しく解説したように「10の習慣」の実践は、将来的な病気のリスクを減らすために有効です。

しかし病気のリスクの低減は、一朝一夕に達成できるものではありません。10の習慣にしても、「今日始めれば、明日には目に見える効果が出る」という類のものでもありません。

「たまにやる」とか「やったり、やらなかったり」とか「めんどうになったらすぐやめる」という、短期間ですぐに成果や結果を求める向き合い方では、せっかくのリターン（リスクの低減）も残念ながら多くは期待できません。

私たちの体（細胞）は日々、活動しているので、地道に継続し、行動を積み重ねていくことで大きな価値を生みます。「病気のリスクを減らす」ための行動・習慣に関しては、自信をもって「継続は力なり」と言うことができるのです。

私が提案する10の習慣は決して目新しいことではなく、すべてが毎日の生活と密に関わる非常に身近なことばかりですから、肩肘張って「さあ始めよう」と意気込むよりも、「これまでの生活をもう一度整えてみよう」というくらいの意識で、気持ちを楽にして取り組んでいただければいいかと思います。

それでもなかには「続けられるかどうか自信がない」「これまでも続けられたことがない」といった不安を感じる方がいらっしゃるかもしれません。

実は私の専門であるダイアベティス（糖尿病）も、10の習慣と同じく日々の行動の〝継続〟が経過を大きく左右します。患者さんが通院するのは、多くて年12日（月1回）です。1年365日のうち残りの350日ほどは、患者さんご自身が、自分で生活をマネジメントしています。

日々の生活の中で、前向きな気持ちで加療を続けるにはどうするのがよいか――診療を行うにあたって、心理学的側面も踏まえながら私自身の経験として積み重ねてきた「続けるためのヒント」は、10の習慣を行う上でもきっと役に立つと信じています。

本章ではそのような、10の習慣を毎日の生活に取り入れ、「続けていくコツ」を6つ、挙げました。

❶取り組む「目的」を明確に
❷「始める」ことから始める――思い立ったが吉日
❸「ながら」を生かして効率的に
❹「具体的に」目安・目標を意識する
❺完璧を目指さず、できる範囲で
❻続けやすい環境、楽しめる環境で

病気のリスク低減は一日にしてならず、です。ここで挙げるコツを参考に「息の長い取り組み」を目指しましょう。

続けるコツ❶

取り組む「目的」を明確に

人のモチベーションの大きな源となるものに「目的意識」があります。

そもそも私たちが何かに継続して取り組もうと考えるのは、「そうすることでほしいものを手に入れたい」とか「理想の自分になりたい」「夢をかなえたい」という、「なぜ続けるのか」という問いへの「明確な答え」があるからです。

つまり、**心のなかにある「～したい」「～になりたい」という思いが、行動を継続する力ギ**になるということです。

それは10の習慣にも当てはまります。まず10の習慣を実践するのはなぜか。それは何度も申し上げているように「病気のリスクを減らす」ためです。これももちろん継続の後押しになり得ますが、ここではもう一段階掘り下げてみましょう。

みなさんが「病気のリスクを減らしたい」のは何のためですか。
みなさんは、なぜ「病気のリスクを減らしたい」のですか。

こう自問してみてください。

「いつまでも長生きしたいから、病気のリスクを減らしたい」

「家族とずっと元気で暮らしたいから、病気のリスクを減らしたい」

「まだ小さい子どもの成長をずっと見守りたいから、病気のリスクを減らしたい」

「今の事業をまだまだ大きくしたいから、病気のリスクを減らしたい」

「趣味が楽しくて仕方がない。いつまでも続けたいから、病気のリスクを減らしたい」

「家族に介護などの迷惑をかけたくないから、病気のリスクを減らしたい」


その答えは人それぞれでしょう。そして、どの答えも正解です。

大事なのは、**10の習慣を続けて病気のリスクを減らすことができたその先にある「目的」を明確にして、そこにまで思いを馳せること**です。

病気のリスクが少ない自分になって何をしたいのか。その「目指すところ」への強い思いが、手段としての10の習慣を継続する大きなモチベーションになります。

続けるコツ❷

「始める」ことから始める——思い立ったが吉日

行動を習慣化するときの最初のハードルが「腰の重さ」です。

少し前に「いつやるか？　今でしょ！」というフレーズが流行語になりました。こうした言葉が流行るのは、何かをやろうと思っても「すぐにできない」ことが多いからということもあるでしょう。

ダイエットしよう、禁煙しよう、朝のジョギングをしようなどと思い立っても、ついつい「明日から」「来週から」となり、結局いつまでも取り組めない――。思い当たる節がある方もいるかもしれません。

つまり、続ける続けられない以前に「始められない」ケースがあるということです。10の習慣にも言えることですが、「あとで」ではなく「思い立ったが吉日」で、すぐに取り組みを始めることが、まずは大事になるのです。

そもそも、なぜ10の習慣は「思い立ったらすぐ始めるのがいい」のでしょうか。

それは、**始める時期が早いほど、病気のリスクを減らす効果も高まるから**です。大人になってから始めたスポーツや趣味がある方ならば、「若い頃からやっていたら、もっと上手くなったのに」「今からじゃ追い付けないよな」などと思った経験があるのではないでしょうか。何をするにしても、早く始めて長く取り組めば、その分、得られる効果も高くなるのです。

もちろん「年を重ねてから始めても遅い」ということではありません。本書を読んで「自分も実践しよう」と思ったら、「そのうちに」ではなく、すぐに始めましょうということ。「そのうち」で過ぎてしまう「取り組まない時間」が〝もったいない〟ということです。どのみちいつか始めるのなら、今から少しずつでも始めてみませんか。

10の習慣は「喫煙」や「身体活動」「飲酒」など、その多くがすぐに具体的な行動を起こすことができる取り組みです。

「禁煙しよう」と思い立ったら、まずは禁煙する方法を調べることからでもいいので、その日から禁煙に向けた行動をスタートさせる。「バスや電車で、座らずに立って乗ろう」と思ったら、翌日から実践する。「お酒を控えよう」と思ったら、その日の夜から意識的に飲む量を減らす。

まずは**取り組みのハードルを低め低めに設定して、「これならできる」ことから始めること**をおすすめします。

物事は「0」から「1」にするのは大変ですが、ひとたび「1」にしてしまえば、それを「20」や「30」にしていくのはそれほどでもないもの。

だからこそ、まずできることから「始める」、その一歩を踏み出し「始める」ことが大事なのです。一度始めてしまえば、やる気のエンジンもかかってきて、さらに次へと進んでいけるでしょう。

まずは腰を軽くして、「行動を始める」ことから始めてみる。**このスタートダッシュが、5年後、10年後に振り返った時に、みなさんにとって大きな価値をもたらす第一歩になります。**

続けるコツ③

「ながら」を生かして効率的に

「そうはいってもそもそも時間がとりにくい」「できるだけ効率的に行いたい」という方には、「ながら」の意識をもって10の習慣を行うことをおすすめします。

「テレビを見ながら食事をする」などの〝ながら食べ〟のように、「ながら」はあまりよくないことと捉えられがちですが、**10の習慣を行うにあたっての「ながら」意識はとても効**

率的で継続する上での大事なコツになります。

1つ目は、**日々行っている行動を少しだけ変えることによる「ながら」**です。

例えば「通勤の時にエスカレーターのかわりに階段を使う」ことは、通勤し「ながら」身体活動をしていることになりますし、日中デスクワークで建物の中にいることが多い場合、「昼食の時に建物から外にでる」ことで、昼食し「ながら」日に当たること、歩くこと（身体活動）ができます。

「外食の時に『たばこの煙・蒸気のないお店』で『健康的な食事』」をすれば、外食し「ながら」喫煙・食事による病気のリスクを減らすことができるのです。

「友人・知人と会う時間を夜遅くではなく日中に」変えれば、会話をし「ながら」日にあたり、歩くこともでき、睡眠を乱すこともありません。そこでお酒を控えれば「飲酒」のリスクも減らすことができるでしょう。

「傘を通常の傘から晴雨兼用の日傘に」変えれば、いつのまにか、雨をよけ「ながら」日焼け対策が1つ追加できているのです。

また、**日常の行動に〝ちょい足し〟する「ながら」**もあります。

これまで、歯間や舌をみがく習慣がなければ、「普段の歯みがきをし〝ながら〟ついでに歯間と舌もみがく」ようにすれば、少ない時間で口腔ケアを充実させることができます。「洗顔ついでに日焼け止めをぬる」習慣をつければ、多くの時間を余分に確保する必要はありません。

昼食がお弁当だと野菜が不足しがちになることがありますが、「お弁当を食べ〝ながら〟1品サラダを加える」習慣をつけるだけで、健康的な食事に近づくことができるのです。

このように、日々の行動をガラッと変えるのではなく、少しだけ変える、あるいは〝ちょい足し〟することで10の習慣を取り入れる「ながら」は、新たな〝時間〟を確保する必要はなく、リスクを減らし始めることができるのです。

10の習慣は日々の行動と密接に関わっているからこそ、「ながら」意識が生きてきます。

ぜひみなさんの生活スタイルにあった「ながら」行動を見つけてみてください。

続けるコツ④

「具体的に」目安・目標を意識する

第3章では、10の習慣を実践するにあたって、さまざまな「目安や目標となる数値」を提示してきました。

それらの目安・目標となる数値は、「これだけ○○すれば、病気のリスクが低減する確率が高まる」という基準であると同時に、**「これを目指して頑張ろう」というモチベーションを後押しする「動機付け」の役割も担っています。**

「なんとなく、この程度」とか「できるだけ」といったあいまいな目安・目標では自分がどれくらいできているのか、どのくらい頑張ればいいのかがわかりにくいため、取り組みそのものも「あいまい」になってしまいがち。あいまいな行動では、達成感も得られず、長続きせず、結果、得られる効果も期待できなくなってしまいます。

例えば「体重管理」の場合、まずは「自分は適正体重の範囲にいるのかいないのか」を具体的な数値で認識しましょう。そして「適正体重の上限を超えている」としたら、「だから（なんとなく）少しはやせなきゃいけない」よりも、「適正体重まであと◯kgだから、1カ月◯kgずつ、3カ月で◯kg減量しよう」と具体的に目標を設定することが、取り組みを継続させ、効果も期待できるのです。

「毎日5時間しか寝ていなくて、日中の眠気が気になる」場合、「（なんとなく）もう少し寝なきゃ」だと、なかなか夜更かしグセは治らず、効果も期待できるかわかりません。まずは「1日7〜8時間前後」という具体的な目標を認識し、「あと1〜2時間は睡眠時間を確保しよう」と決めて、そのために何をするかを考えれば、挫折しにくくなり、効果も期待できるでしょう。

明確な数値でなくても、具体的な行動を起こしやすい目標を立てることも大事です。例えば、野菜の摂取目標は「1日350g以上」ですが、食事のたびに正確にはかるのは現実的ではありません。だとしても、「もっと野菜を食べよう」より、「ランチで必ず野菜のおかずを食べよう」のほうが、目標が具体的で明確なため、行動もしやすくなるでしょう。

また、あいまいな、あるいは科学的根拠に乏しい目安・目標では、必要な取り組みを行わなかったり、逆に不必要な取り組みを行ったりして、かえってリスクを高めてしまうことも起こり得ます。

例えば、適正体重の範囲が「47kg以上59kg未満」なのに現状の体重が65kgの人がいたとします。この場合、適正体重範囲が明確なため、病気のリスクを減らすには「少なくとも7kgは減量したほうがいい」ことがわかります。

ところが「体重が多すぎだから少しやせましょう」というあいまいな目標提示だけでは、もし2kg減量したら、そこで満足して取り組みをやめてしまうかもしれません。それでは本来の適正体重に届かず、リスクは高いままになってしまいます。

明確な目安や目標を意識することには、継続するモチベーションの向上だけでなく、リスクを減らす「正しい取り組みの促進」という重要な意味合いもあるのです。

10の習慣を実践するときは、第3章の各項目の解説を参考に、数値が出ているものは目安・目標となる「具体的な数値」を意識する、あるいは目安・目標につながる具体的な行動を実践するとよいでしょう。

続けるコツ5

完璧を目指さず、できる範囲で

10の習慣に対して、それぞれに明確な目安・目標を掲げ、それを達成するように取り組むことは、病気のリスクを減らすために必要なことです。

ただし、気をつけていただきたいのは「完璧主義にならない」ことです。最初から100％の完璧を求め過ぎると、

「やるからには、ちゃんとやらなければ意味がない」
「完璧にできなければ、最初からやらなかったのと同じ」

という極端な発想に陥りがちです。

そのため、少しでも予定どおりにできないと「もうやめた」「自分にはできない」と取り組みを断念してしまうケースも生まれてきます。

例えば「適正体重を目指して、明日から毎日、早朝にジョギングをしよう」と決めて取

り組み始めたけれど、何回かやっているうちに、寝坊で1日休んでしまった――。こうしたことは誰にでもあるでしょう。

ところが完璧を求めすぎてしまうと、「1日休んじゃった。だったらもういい」と、そこでジョギングをやめてしまうこともあり得ます。

このようなことは、目標を高めに設定しすぎると起こりやすいように思います。あまりに〝無理め〟な目標は、「目指すべき目安」というよりも「超えなければいけないノルマ」になってしまいます。そのノルマがプレッシャーになることで、行動意欲が失われてしまうことがあるのです。

社会生活をしていれば、予定どおりにものごとが進まないことなど日常茶飯事です。急用ができたり、想定外の出来事が起きたりすれば「毎日◯◯しよう」と決めた習慣に取り組めないこともあって当然です。

また、春はお花見、夏の花火大会、秋に紅葉、冬のクリスマス・お正月、気心の知れた友人とのお食事会などさまざまなイベントで普段と生活リズムが異なる日もあるでしょう。

完璧を目指すあまり、すべてを「ゼロか、100か」で考えてせっかく始めた取り組みを些細なことで断念してしまうのは「もったいない」こと。結局途中で挫折してしまっては、それこそ「取り組んでいないのと同じ」になってしまいます。

「ちゃんとできない」日があっても、大したことではありません。**大切なのは、決めたことを完璧にできるかどうかよりも「できる範囲でいいから、続ける」こと**です。

病気のリスクに影響を与えるのは行動の積み重ね（習慣）です。だから一度、休んだからといって、すぐにどうこうなるものではありません。次以降で〝帳尻を合わせながら〟継続し、積み重ねていけばいいのです。

10の習慣はできるだけ多くの項目を組み合わせて実践するほうが、病気のリスクを減らす効果は高まります。とはいえ、最初から一斉に10個すべてを完璧に行おうと思ってもなかなか続かないかもしれません。

なので、まずは**1つ2つ、自分が気になるところ、取り組めそうなところから始め、そこから増やしていく**のでもいいでしょう。

病気のリスクを考えて10の習慣に取り組もうと腰を上げた、そのことだけでもすでに「できている」と自信を持っていいのです。肩肘を張らず、プレッシャーを感じない程度に、あくまで自分が心地よく続けられる範囲で取り組むことを心がけましょう。それが長続きさせる秘訣です。

続けるコツ⑥

続けやすい環境、楽しめる環境で

私たちのモチベーションは「環境」によっても左右されます。

10の習慣を実践する際も、「自分の性格や生活スタイルにあった環境（時間や場所、誰かの支えなど）」「自分が気分よくできる環境」の下で行うほうが、より続けやすくなります。

例えば身体活動をするにしても、取り組みやすいスタイルや環境は人それぞれです。「朝の出勤前にジョギングすると、心も体も、頭もシャキッとして気分がいい」という人もいれば、「仕事を終えてから、ジムでじっくり鍛えるほうが性に合っている」という人もいるでしょう。

「1人マイペースに公園や河原を走るのが好き」という人もいれば、「ストレッチ教室など、集団で取り組むほうが、刺激があってやる気が出る」という人もいます。

また、時間帯や場所だけではなく、誰かの支えや誰かとのつながりも、時として大きな〝ちから〟となるでしょう。「パーソナルトレーニングがいい」という人、「1人よりも、友人と一緒に取り組むほうが続けやすい」という人もいるでしょう。ご自身がそうしたタイプの場合、自分と同じように生活改善を考えている友人や知人がいたら、一緒に取り組みを始めるのもいいと思います。

このように**自分にとって心地よい時間帯や場所、誰かの支えなど、続けたくなる環境で行うこともまた、取り組みを長続きさせる秘訣**です。


そして、もう1つ大事なのが「楽しめる環境づくり」です。

例えば、お気に入りの道具やウエアなどを揃えるのもいいでしょう。身体活動のためにウォーキングを始めるにしても、お気に入りのウエアやシューズならば、それだけでも楽しい気分になれます。睡眠に気をつかうならパジャマや枕にこだわってみる。食事で野菜をたくさん食べるなら、オシャレなサラダボウルを買ってみる――。つまり「形から入る」のもあり、ということです。

この言葉、「見た目ばかりで中身が伴わない」といった揶揄的な表現で使われることもありますが、見方を変えて「自分が楽しめることから始める」と捉えれば、「見た目が気に入れば、中身も伴う」という解釈もできるでしょう。

また、「せっかく揃えたんだから」「せっかく買ったんだから元は取らなきゃ」という別の意味でモチベーションを高めてくれる作用も期待できるかもしれません。

他にも、好きな音楽を聴きながら筋トレをするとか、ウォーキングのルートを気分で変えてみるとか、ヘルシーな料理をつくったら写真をＳＮＳにアップするとか、友人と「健康的な食事会」を開催するとか――。

どうやったら10の習慣を自分なりに楽しめるか、もっと前向きに取り組みたくなるような方法はないかを考えてみましょう。そして、「楽しみ方を考えることを楽しむ」ようになれば、より継続しやすくなるはずです。

また、みなさんの中には、何かを続けようとするときに「ライバルとともにゲーム感覚で取り組んだり」「自分にご褒美を用意したり」されている方もいるかと思います。「病気のリスクを減らす」ためには続けることがとても大切になりますので、ここで述べた「6つのコツ」に限らずどんな方法でもかまいません、みなさんご自身に合った方法で「10の習慣」を続け、病気のリスクを減らしていきましょう。

おわりに

最後までお読みいただき、ありがとうございました。

「Health is not valued till sickness comes（病気になるまで健康の価値はわからない）」——これは17世紀のイギリスの牧師・歴史家トーマス・フラーの言葉です。

日本でも「病気になって初めて健康のありがたさに気づく」などと言うように、「元気なときほど健康の価値に気づかない」のは、時代を越えた世界共通の真理なのでしょう。

健康は「目に見えない」、それゆえその価値やありがたさに気づいたり、病気のリスクへの意識を高めたり、自分の体をメンテナンスすることが疎かになりがちです。

ただ、本書でヘルスメンテナンスのエッセンスを手に入れたみなさんは、もはやそうではありません。

「Health is valued even before sickness comes（病気になる前から健康の価値がわかっている）」

未来の自分のありようは、今の自分の意識や行動で決まります。「病気を遠ざけ、健康的で充実した日々を過ごしている自分」でいるために、今、すべきことをする。

本書が「健康で自分らしい、満ち足りた未来」を迎えるための一助となれば幸いです。

「元気、元気。明日はなにをしようかな」

明日も来週も、来月も来年も、5年後も10年後も、20年後さえも、みなさんがこのような思いでいられることを願って。

最後に、本書の内容をまとめるにあたって青木彩様からは本質的で示唆に富む助言を、本書を創るにあたりダイヤモンド社の加藤貴恵様、フリーランス編集者の柳沢敬法様にはフレッシュで興味深い視点や幾多の学びを与えていただきました。お心遣いに深謝申し上げます。みなさんと過ごした時間は私にとってかけがえのない財産です。

2024年7月

泉　史隆

［著者］

泉 史隆

（いずみ・ふみたか）

医師・糖尿病専門医・総合内科専門医
千葉大学医学部医学科卒業。日本糖尿病学会糖尿病専門医、日本内科学会総合内科専門医、元日本救急医学会救急科専門医。約13年間、赤十字病院・市立病院・済生会病院等で臨床経験を積んだ後、外資系医療機器・製薬企業でメディカルドクターとして勤務。独立起業し、病気のリスクを減らすためのヘルスコーチングを中心に事業を行っている。

参考文献について

本書の参考文献は
こちらのサイトに
すべて記載しております。

ヘルスメンテナンス

——病気のリスクを減らす10の習慣

2024年7月30日　第1刷発行

著　者　泉 史隆
発行所　株式会社ダイヤモンド社
〒150-8409　東京都渋谷区神宮前6-12-17
https://www.diamond.co.jp/
電話／03･5778･7235（編集）　03･5778･7240（販売）

装丁　金井久幸（TwoThree）
本文デザイン　川添和香（TwoThree）
DTP　TwoThree
執筆協力　柳沢敬法
本文イラスト　伏見まどか
校正　株式会社鷗来堂
製作進行　ダイヤモンド･グラフィック社
印刷　加藤文明社
製本所　ブックアート
編集担当　加藤貴恵

ISBN 978-4-478-11936-5